14歳の
WORLDLY WISDOM FOR 14 YEARS OLD
世渡り術

みんなに
話したくなる
感染症のはなし

14歳からの
ウイルス・細菌・免疫入門

仲野徹

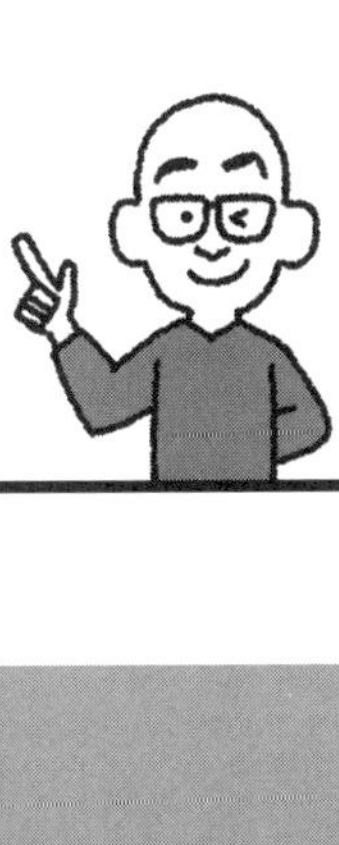

河出書房新社

みんなに話したくなる感染症のはなし——14歳からのウイルス・細菌・免疫入門

もくじ

まえがき

こんにちは、仲野徹です。大阪大学医学部で病理学を教えています。病理学といってもなじみがないかもしれませんが、病気の理《ことわり》、すなわち、どんなメカニズムで病気になるかを研究する学問です。

若い人って、あまり病気に興味がないように思います。この本を手に取ってくれた人はそんなことないはずですが、考えてみればあたりまえかもしれません。もちろん子どもにも病気はありますが、おおよそ子どもは元気ですから。でも、病気のことを知っておくことはとても大事です。

たとえば、新型コロナウイルス感染症《かんせんしょう》COVID-19などはその典型です。感染の拡大を防ぐために学校がお休みになって、すごく大きな影響《えいきょう》がありました。新型コロナウイルスが原因の病気といわれても、ウイルスってなんなのかよく知らなかった人が多かったことでしょう。PCR検査がどうとか、抗体《こうたい》検査がこうとか、ニュースで見たり聞いたりしても、最初はピンとこなかった人がほとんどだったのではないでしょうか。

病気のことを知らないのは、なにも子どもに限りません。大人だって怪《あや》しいものです。これも考えてみたらあたりまえです。科目でいうと、理科とか保健体育、家庭科で少しは取り上げられますけど、学校では病気のことをほとんど教えてくれないんですから。

そのことに気付いて、大人たち、そこらへんにいてるおっちゃんやおばちゃんたちに病気のことを知ってもらおうと『こわいもの知らずの病理学』（晶文社）という本を3年前に出しました。がんとか脳梗塞《のうこうそく》といった病気がどのようにしておこるか、をわかりやすく書いた本です。あまり期待してなかったのですが、8万部近くも売れてびっくりしました。みんな正しい医学知識を知りたがってるということがよくわかりました。

それ以前からずっと考えていたことなのですが、病気のことは学校でしっかり教えるべきです。というのは、誰《だれ》だっていつかは必ず病気になるからです。病気になってから調べるよりも、前もってある程度の知識を持っておいたほうが絶対に安心ですし、安全です。国語、数学（算数）、理科、社会、英語も大事ですが、病気の知識はそれ以上に重要です。なにしろ、一生役に立ちますから。なので、中学校あたりから、からだの成り立ちや病気の基礎《きそ》を教えるべきだと思っていたのです。

文部科学大臣や総理大臣にでもなれば、教育の内容を変えることはできるかもしれませんが、一介《いっかい》の教授では不可能です。なので、うんとちっさい活動ですが、中高生向けの病気についての本を書きたいと考えていました。かなり前からの構想だったのですが、忙《いそが》しくて延び延びになっていました。

ところが急に暇《ひま》ができました。新型コロナウイルスの影響で、講義や講演の予定がすべてキャンセルになったせいです。そのおかげで、と言ってもいいでしょう、この本を書く時間ができたのです。

病気全般《ぜんぱん》について書こうかとも思ったのですが、それよりも、感染症にしぼって書くことにしました。二つ理由があります。一つは、年齢的《ねんれいてき》に、若い人にも関係する病気がたくさんあるからです。もう一つは、がんや生活習慣病など他の病気に比べると、その原因や成り立ち、治《ち》療法《りょうほう》がわかりやすいからです。なので、若い君たちが病気を理解するきっかけとしては感染症がベストなのです。

どんな病気にも原因があって、それによってさまざまな症状《しょうじょう》が出ます。そのような原因と、症状が引きおこされるメカニズムを「病因論」といいます。病院ではなくて病因です。本文で詳《くわ》しく書きますが、感染症には、ウイルス、細菌《さいきん》といった「病原体」、および寄生虫によるものがあります。言い換《か》えると、その原因は、ウイルス、細菌、あるいは寄生虫と、とても単純なのです。

また、医学はさまざまな病気に対して治療法を編み出してきました。当然、病因がわからなければうまく治療法を開発することはできません。でも、感染症は原因がはっきりしているので、その病因だけでなく治療法もとてもわかりやすいのです。

この本では、ウイルスと細菌が引きおこす病気について説明していきます。ウイルスや細菌が侵入してくると、からだのほうも黙《だま》ってはいません。それをやっつける働きが出動します。それが「免疫《めんえき》」です。これなしで感染症を考えることはできないので、免疫についてもお話をします。

その前に、「病気とはなにか」について簡単に説明する序論から始めます。序論って、なんとなくかっこよくないですか？　広辞《こうじ》苑《えん》を見ると、序論とは「著述や論文などで、本論の理解を助けるため、本論の前に置かれる文章。」とあります。なので、ウイルスと細菌による感染症と免疫が「本論」で、その前の紹介としての序論です。

さて、はじまりです。病気って怖《こわ》いから読みたくない、などと思わないでください。健康に生きるためには、そのダークサイド、病気のことを知るのがなにより大事です。できるだけわかりやすく面白く書きますから、きっと楽しんでもらえると思います。ときどき、というか、しょっちゅう脱線《だっせん》しますけど、それもきっと豆知識として役に立つはずです。だから、読み終わったら、絶対に賢《かしこ》くなってます！

序論

いろいろな病気
——まずは病気のガイロンから

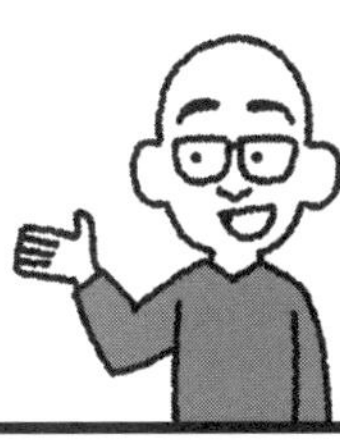

WORLDLY WISDOM
FOR 14 YEARS OLD

第1章——病気ってなんだろう

辞書を引きながら考えた

いろいろな病気についてのお話から始めていきたいと思います。ウイルスと細菌《さいきん》と免疫《めんえき》の本なのにどうして？と思うかもしれません。でも、それには理由があります。ある分野を勉強するとき、もっと大きな全体のこと、枠組みといったらいいのでしょうか、をぼんやりとでもわかっていたら、その分野のことが理解しやすくなるからです。

感染症《かんせんしょう》はもちろん病気の一つです。だから、まず、病気とはなにか、どんな病気があるのか、それから、感染症は他の病気とどういったところが違うのかなどについて説明しておきたいのです。それに、がんなどの病気の説明に出てくる遺伝子やＤＮＡとかの話は、この本の中で何度も繰り返し出てくるテーマです。

序論の内容は病気のガイロン、病気概論《がいろん》と名付けました。本全体の構成からいくと序論なのですが、内容は病気についての概論です。序論と同じく、概論もかっこいいですね。広辞苑には「全体にわたって大要を述べたもの。」とあります。病気の概論ですから、病気というものをおおまかに説明する、といったところです。では、まず、病気とはなにか、そして、どのように分類することができるのかから始めていきましょう。

まず、病気ってなんでしょう？　そんなんわかってる、と思うかもしれませんが、いざ説明してください、と聞かれたら、なんと答えます？　からだの調子が悪いこと？　でも、それって、単に疲《つか》れてるだけかもしれませんよね。熱があること？　たしかにそれは病気かもしれません。けれど、熱の出ない病気だっていっぱいあります。

ここでもやっぱり辞書を引いてみましょう。「生物の全身または一部分に生理状態の異常を来《きた》し、正常の機能が営めず、また諸種の苦痛を訴《うった》える現象。」（広辞苑）とあります。こけおどしと言ったらいいのでしょうか、簡単なことを無理矢理に難しくしたような文章です。後半はわかりますよね。正常に働かなくなって、いろんな苦痛（それには痛みとか熱とかがあるでしょう）を訴える状態です。

「生理状態の異常を来し」がわかりにくいかもしれません。特に「生理状態」です。ここでいう生理は、もちろん女の子の月経のことではありません。わたしたちのからだが持っている正常な機能、働きのことをいいます。なんのことはない、「生理状態の異常を来し」というのは「正常の機能が営めず」とほとんど同じ意味なんです。だから、病気というのは、からだが異常になった状態です。

本当は、なにをもって正常と異常を区別するのか、はかなり難しいのですが、そこは気にせずいきましょう。

第２章　病気を種類で分けてみよう

どんな病気があるんだろう

いろいろな病気

　では、どんな病気があるでしょう？　知っている病気の名前を思い浮《う》かべてみてください。

さて、いくつくらい知っていますか？　自分がかかった病気はあまりなくとも、周囲の大人たち、特に、おじいちゃんやおばあちゃんのことを思い出したら浮かんでくるかもしれません。あるいは、ニュースで見聞きした病気もあるでしょう。

「ジュニアドクター育成塾《いくせいじゅく》・めばえ適塾《てきじゅく》」という、小学校高学年から中学生までを対象にした勉強会があって、そこで「からだと病気」についてのお話をしたことがあります。最初に、これと同じ質問をして、みんなに手を上げて知ってる病気の名前を言ってもらいました。少しも出てこなかったらどうしようかと心配したのですが、賢《かしこ》い子ばかりで、いろんな病名が出てきました。

　そのときの様子をビデオ撮影《さつえい》してあったので、それを見ながら、言ってくれた順に紹介《しょうかい》してみます。さて、あなたはいくつ知っているでしょう？（そのビデオ、興味ある人は【めばえ適塾×仲野】で動画検索《けんさく》をしてみてください。あまりに字が下手だし、漢字の書き順もむちゃくちゃなので、ちょっと恥《は》ずかしいですけど……）

脳梗塞《のうこうそく》、白血病、アルツハイマー病、脊髄小脳変性症《せきずいしょうのうへんせいしょう》、心筋梗塞、心臓病、マイコプラズマ肺炎《はいえん》、一酸化炭素中毒、がん（悪性新生物）、風邪《かぜ》、マラリア、骨肉腫《こつにくしゅ》、糖尿病《とうにょうびょう》

　正直なところ、少し驚《おどろ》きました。風邪、がん、糖尿病とかは出てくると予想していましたが、脊髄小脳変性症などという高度な（？）病名が出てくるとは夢にも思いませんでした。いろいろな病気がバラバラに出てきてますので、少し整理してみましょう。病理学的に、ですから、病気の原因＝病因によってグループ分け、すなわち分類をしてみます（表1）。

表１

①	②	③	④	⑤
脳梗塞	白血病	アルツハイマー病	糖尿病	マイコプラズマ肺炎
心筋梗塞	がん	脊髄小脳変性症		風邪
心臓病	骨肉腫			マラリア

その他：一酸化炭素中毒

他にも分け方はありますが、病理学＝病気の成り立ちの立場からいくと、こういった分け方になります。

①心血管系の疾患《しっかん》
②悪性腫瘍《あくせいしゅよう》
③（神経）変性疾患
④代謝異常
⑤感染症

といったところです。

もちろん、他にもいろいろあります。発達障害なんかがおなじみかもしれません。アスペルガー症候群《しょうこうぐん》や自閉症スペクトラムのような発達障害は、精神科領域の病気になります。先に分類した①〜⑤のような病気は、肉眼や顕微鏡《けんびきょう》で見たり、レントゲン写真を撮《と》ったり血液検査をしたら診断《しんだん》がつきます。そういった病気を「器質的疾患《きしつてきしっかん》」といいます。

一方、精神科の病気は、症状はあるのですが、顕微鏡の観察や血液検査では診断がつきません。なので、「器質的疾患」に対して「機能的疾患」と呼ばれます。研究が進むと、いつか、精神疾患も検査でわかるようになるかもしれませんが、いまのところ難しそうです。

一酸化炭素中毒のメカニズム

先ほどの表で仲間はずれになってしまった一酸化炭素中毒。病気といえば病気ですが、分類するには少し難しいところがあります。病気というよりは、むしろ、ケガ（外傷）に近いといったイメージです。仲間はずれでかわいそうだから、ではなくて、一酸化炭素中毒は、どうしておきるのかがとてもわかりやすいので、その病因を説明してみましょう。

ヘモグロビンって聞いたことありますか？　血を見たことがない人はいないでしょう。赤いですよね。あの赤さはヘモグロビンという物質の色です。『はたらく細胞《さいぼう》』（清水茜著、講談社）

のマンガを読んだことがある人は知っていると思いますが、血管の中を流れる血液にはいろいろな種類の細胞があります。その中でいちばんたくさんあるのが赤血球です。読んで字のごとく赤血球は赤い細胞ですが、それは、中にヘモグロビンがぎっしりと詰《つ》まっているからです。

赤血球はからだの中でいちばん数の多い細胞です。さて、君たちのからだには、何個くらいの細胞があるか知っていますか？　もちろん大きい人と小さい人で多少は違いますが、体重が70キログラムの人でおよそ37兆個とされています。少し古い本には60兆個と書いてあるかもしれませんが、いまは37兆個説が有力です。そのうちのなんと3分の2が赤血球だというのですから、すごい数です。

ついでに言っておくと、赤血球はからだの中で毎日、つくられ、壊《こわ》されています。その寿《じゅ》命《みょう》はおよそ１２０日。言い換《か》えると、毎日１２０分の1ずつが入れ替《か》わっていることになります。ということは、37兆個の3分の2の１２０分の1、1日あたり、およそ２０００億個もの赤血球が作られては壊されているのです。これって、すごい数だと思いませんか？

すこし話がそれてしまいました。すみません。ヘモグロビンの話をしていたのでした。ヘモグロビンの働きは、肺から取り入れた酸素と結合して、からだの隅々《すみずみ》まで酸素を運ぶことです。一酸化炭素もヘモグロビンに結合するのですが、その結合の強さは、酸素よりも２５０倍も

図1｜ヘモグロビンと一酸化炭素中毒

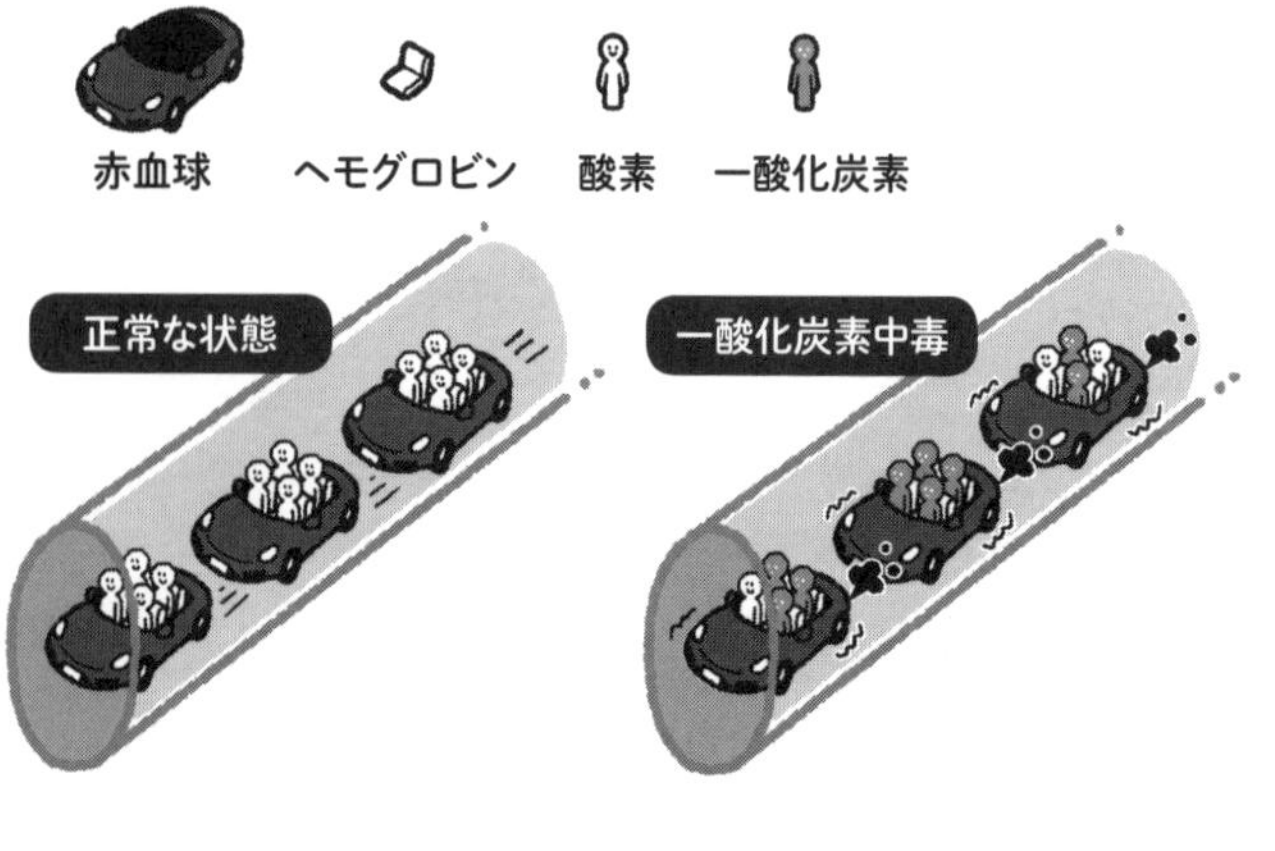

一酸化炭素の方が酸素よりもヘモグロビンに結合しやすいので、両者の「席取り競争」になると一酸化炭素が勝ちます。その結果、酸素が十分に運ばれなくなるのです。
（市立御前崎総合病院HPの図版をもとに改変して作成）

強いのです。だから、一酸化炭素を吸い込《こ》むと、肺で、酸素ではなくて一酸化炭素が赤血球のヘモグロビンに強く結合します。そうなると、ヘモグロビンは酸素を十分に運べなくなってしまいます。その結果、からだ中の細胞に酸素が行き渡らなくなって窒息《ちっそく》してしまうのです（図1）。息を止めたのと同じ状態になるのですから、むちゃくちゃ苦しいはずです。一酸化炭素中毒になったことがないから、よう知りませんけど。

では、次に①の心血管系の病気から順に説明していきましょう。

第３章　いろいろな病気について学んでみよう

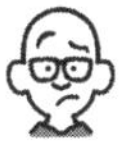

血液がうまく流れなくなったとき——心血管系の病気

「コウソク」ってなに？

「めばえ適塾」では、「脳梗塞」「心筋梗塞」「心臓病」という名前があがりました。心臓病はともかく、梗塞というのは中高年の病気なのに、よく知ってると驚きました。これらはすべて心臓の動きや血管の異常が原因となって引き起こされるものです。

心臓はいわばポンプのようなもので、左《さ》心房《しんぼう》、左心室、右心房、右心室の四つの部屋からできています。左心室から出た血液は、血管によってからだ中に運ばれていきます。まずは大動脈、そこから、どんどん細い動脈になり、やがて毛細血管になります。このようにして、血液はからだ中に酸素や栄養素を運んでくれます。

　では、動脈が詰まったらどうなると思いますか？　そうです、細胞に酸素や栄養素がやってこなくなります。細胞には栄養成分がある程度蓄《たくわ》えられているので、栄養素がこなくなってもしばらくの間は大丈夫《だいじょうぶ》です。しかし、酸素がこないと細胞や臓器が酸欠になってすぐに死んでしまいます。それが梗塞です。君たちも、食べなくてもしばらく大丈夫だけれど、息ができなくなったらすぐに死んでしまいますよね。それと同じようなイメージです。

　脳へいく血管が詰まったら脳梗塞、心臓へいく血管が詰まったら心臓の筋肉が死ぬので心筋梗塞、といいます。ちょっと細かい話ですが、心臓へいく血管は、心臓を「冠《かんむり》」のように取り囲んでるので冠動脈《かんどうみゃく》と名付けられています。

　では、どうなったら血管が詰まってしまうのでしょう？　その原因でいちばん多いのは動脈硬化です。これも読んで字のごとく、動脈が硬《かた》くなってしまう状態です。

ケッセン（血栓《けっせん》）と動脈コウカ（硬化）

　すこし話が変わりますが、みんな、ケガをしたら血が出ますね。でも、ちょっとしたケガくらいなら、しばらく時間がたつと血は自然に止まります。それを、血が止まるから、「止血」といいます。そのときに働くのは、血管の中を流れている細胞の一種である血小板です。血小板というのは、細胞と呼ぶのが恥ずかしいほど小さな細胞で、巨核球《きょかくきゅう》という細胞の切《き》れ端《はし》にすぎません。

「巨核球」ってなんだかかっこいい偉そうな名前と思ったかもしれません。ヒトの細胞が持っている染色体は、ふつう、46本です。ところが、巨核球は92本とか１８４本とか、46本の偶数《ぐうすう》倍《ばい》というたくさんの染色体を持っています。そのために、核が大きくなっていて、巨核球と名付けられているのです。後で詳《くわ》しくお話ししますが、血液細胞は骨髄《こつずい》でつくられるので、巨核球も骨髄にあります。

もう一つ、止血では、何種類もある凝固因子《ぎょうこいんし》というタンパク質が働きます。けがをした場所の血管に、まずは血小板がば〜っと集まってきて塊《かたまり》をつくります。そうしてできた血小板の塊を、のりでくっつけるみたいに固めるのが凝固因子です。このようにして血が止まるのですが、血小板と凝固因子がいっしょになって作られる塊を「血栓《けっせん》」といいます。

血栓ができなかったら、血が止まらないので困ったことになってしまいます。でも、血栓ができすぎても困ります。どうしてかというと、ケガをしてないのに血栓がやたらとできてしまったら、血管が詰まってしまうからです。

たとえば動脈硬化がおきると、血栓ができやすくなります。そのようにして、できなくてもいい血栓ができてしまう病気が「血栓症」で、梗塞の主な原因になります。

動脈硬化というと年寄りの病気と思っているかもしれません。たしかに、症状が出るのは中高年になってからです。しかし、子どものころから徐々《じょじょ》に動脈硬化が始まることがわかっていて、10歳くらいから急に進んでいきます。君たちの血管も、すでに硬くなり始めているのです。まぁ、正常な老化みたいなものですから、気にする必要はありません。

動脈硬化が進みやすくなる原因が知られています。一つは「高血圧」です。からだ中に血液を送るためには圧力が必要です。その圧が高い人は動脈硬化になりやすいのです。どんどんさかのぼっていくようですが、では、どのような人が高血圧になりやすいかというと、原因のよくわからないことがほとんどです。ただ、塩分の取りすぎがよくないことは間違《まちが》いありません。塩分（＝塩化ナトリウムですね）は、からだにとって必須《ひっす》の成分です。ナトリウムは、からだの中の液体のバランスをとるのに大事な役割をしますし、塩素は胃酸の産生に必要です。しかし、それが悪さをするのです。

病理学の教科書の「毒物」のところには、どんな化学物質でも毒になりうる、と書かれています。塩化ナトリウムはからだに必須ですが、摂取《せっしゅ》しすぎると、ナトリウムの働きで水が貯まり気味になって血圧が上がってしまうのです。日本人は塩分を取りすぎですから、みんなもあまり塩辛《しおから》いものは食べすぎないようにしておいたほうがいいですよ。

他に、血液中の「脂肪《しぼう》」の量、CMとかでよく耳にする「コレステロール」の多い人も動脈硬化になりやすいことがわかっています。それから、たばこです。後で、がんの話でも出てきますが、たばこは健康にとって百害あって一利なしです。さらに、肥満とか、これもあとで話をする糖尿病といった病気も動脈硬化になりやすい「リスクファクター」です。リスクは英語で危険、ファクターは因子ですから、日本語では「危険因子」という言い方をします。

もう一つ、脳卒中という言葉を聞いたことがあるかもしれません。脳卒中は、脳梗塞と脳出血――脳の中への「脳内出血」と脳の外側にあるくも膜《まく》の内側への「くも膜下出血」――の両方をあわせて意味する言葉です。いずれも、前触《まえぶ》れなく突然《とつぜん》におきるという特徴《とくちょう》があります。なので、英語ではstroke（一撃《いちげき》）という言い方もされます。

心臓の病気には、他にも、心臓のポンプ機能が不十分になる心不全、心臓にある弁の調子が悪くなる心臓弁膜症などがあります。不整脈、という言葉もあって、これは、脈が規則正しくうたなくなる、すなわち、心臓の拍動《はくどう》リズムが狂った状態です。

梗塞とか、卒中とか、心不全とか、不整脈とか、いろいろな言葉が出てきました。これまでに聞いたことのある言葉も、聞いたことのない言葉もあったと思います。ぜひ、この機会にちょっと頭にいれておいてください。そうしたら、ニュースを見たりしたときに、ああ本で読んだことある、と思い出すはずです。言葉って、そうやって繰《く》り返し接しているうちに、自然に頭に定着して理解が進んでいくものです。本当の学習って、無理矢理に覚え込むものではなくて、こういうものかもしれません。

細胞が無制限に増える状態――悪性腫瘍《あくせいしゅよう》（がん）

がんってなに？

次は、悪性腫瘍《あくせいしゅよう》、いわゆる、がん、です。いまの日本で、がんで亡くなる人の割合がどれくらいか、がんと診断される率がどれくらいか、知ってますか？　高齢化《こうれいか》を反映して、がんで亡くなる人は約3分の1、一生の間にがんと診断される人は約2分の1です。なので、みんなの周りにも、がんになった人とか、がんでお亡くなりになられた人が必ずおられると思います。君たちも、いつかがんになる可能性が50％もあるのです。どうです？　知っておきたくなったでしょう。

では、がんってなんでしょう？　ひとことでいうと、細胞の増殖《ぞうしょく》が止まらなくなってしまい、どんどん増え続けてしまう病気です。臓器にもよりますが、正常な細胞も増殖します。でも、正常な細胞では、増えすぎないようにうまく制御《せいぎょ》されています。そういった制御のメカニズムがこわれてしまったのががんなのです。

イデンシ（遺伝子）ってなに？　ＤＮＡってなに？

がんを理解するには、どうしても知っておかなければならない言葉があります。それは、遺伝子とＤＮＡです。耳にしたことはあるけれど、意味はよくわからない、という人が多いかもしれません。他に、核酸《かくさん》、細胞分裂《ぶんれつ》、遺伝子変異とかいう言葉も必要です。ちょっと難しいかもしれませんが、簡単に説明してみます。がんばってついてきてください。

わたしたちのからだを作っている物質は、大きく4種類に分けることができます。糖質、脂《し》質《しつ》、タンパク質、そして核酸です。糖質、脂質、タンパク質は、三大栄養素ですから、知っているでしょう。糖質と脂質は主としてエネルギー――からだの動力源、自動車でいうとガソリンみたいなもの――として使われます。

それに対して、からだのいろいろな働き、筋肉が収縮するとか、脳で考えるとか、物を見るとかいう働きにおいて圧倒的《あっとうてき》に重要なのはタンパク質です。自動車でいうといろんな部品にあたると考えるとわかりやすいかもしれません。タンパク質は20種類のアミノ酸から作られるのですが、アミノ酸をどのように並べたらタンパク質を作ることができるかという「設計図」が遺伝子です。さて、ヒトの遺伝子は何個くらいあると思います？

Ａ：２００万個　Ｂ：20万個　Ｃ：２万個　Ｄ：２０００個

正解はC、およそ2万個くらいです。たった2万個の「タンパク質のための設計図」があるだけで人間のからだが組み立てられるのかと思うか、へぇ2万個もあるのかと思うか、あなたはどちらでしょう。わたしなんかは、人間ってものすごく複雑なのに、たった2万個の遺伝子でできるのか、と感心してしまいます。

遺伝子の情報＝遺伝情報を蓄えている物質がDNAです。DNAは、さっき書いた4種類の生体構成成分のうち核酸にあたります。生体構成成分ってむっちゃかっこいい響きですね。ひらたく言ったら、からだをつくっている成分のことです、念のため。

わたしたちのからだは、もともと、一個の細胞でした。精子と卵子が一つになった受精卵です。それが2個、4個、8個というように分裂して37兆個にもなるのです。うわぁ、すごい、と思うかもしれません。でも、2、4、8、というように倍々で増えるとすると、だいたい45回の分裂で37兆個になります。そう考えたら、たいしたことがないような気もします。

そのとき、生命の設計図である遺伝子は、分裂した後の細胞にも正確に受け継がれていく必要があります。でないと、細胞分裂のたびに、とっても大事なタンパク質の設計図が、2分の1、4分の1というように減っていって、細胞が生きていけなくなってしまいます。なので、細胞が分裂する前には遺伝情報が2倍になって、それから分裂します。そうすることによって、遺伝情報がもとのまま引き継がれていくのです（図2）。このことを「遺伝情報の複製」といい

図２｜細胞分裂と遺伝子の複製

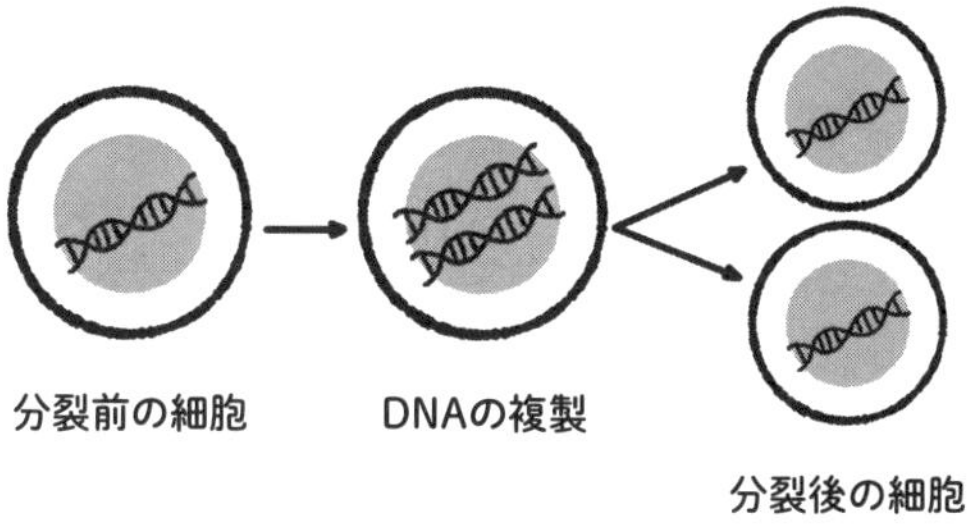

細胞が分裂する前に、遺伝物質であるDNAの情報が正確に複製されます。

ます。遺伝情報はＤＮＡに乗っかっているので、物質でいうと、ＤＮＡの複製が行われる、ということになります。

ここまでは、とりあえずわかってもらえましたか？

がんの原因は遺伝子ヘンイ（変異）

遺伝情報は正確に複製される、と言いましたが、低い率で、どうしても間違いがおこります。なので、細胞が分裂するたびに、遺伝子に少しずつ傷がついていきます。がんになるのは、その傷が蓄積《ちくせき》することがいちばん大きな原因です。そのような遺伝子の傷を遺伝子の変異といいます。昔は「突然変異」といったのですが、突然におきるばかりではないので、単に変異といいましょうということになってきています。ここのところはとても大事なので、もう少し詳しく説明します。

　正常な細胞も分裂します。細胞分裂が進むことを自動車の走行にたとえてみましょう。自動車には、進むためのアクセルと、止めるためのブレーキがあります。同じように、細胞にも、分裂のためのアクセル役のタンパク質と、ブレーキ役のタンパク質があります。

　正常な細胞では、アクセルとブレーキのバランスがうまくとられていて、増えるべきときには増えて、増えてはいけないときには増えません。自動車でいうと、うまい具合に走れる状態です。

　さて、自動車のアクセルが壊れて踏《ふ》み込んだままの状態になるとします。暴走するでしょうか？　必ずしもそうではありません。ブレーキが効いていれば暴走しません。逆にブレーキが壊れてしまったとしても、アクセルを踏まなければ暴走しません。ですから、アクセルとブレーキが両方壊れて初めて暴走する状態、細胞でいうと際限なく分裂し続けてしまうような状態、すなわち、がんになってしまうのです。

　では、どんなときに、アクセルやブレーキが壊れるのでしょう。アクセルもブレーキもタンパク質です。その設計図が遺伝子であることを思い出してください。そう、設計図である遺伝子に傷がつくと、異常なタンパク質ができてしまって、踏み込んだままのアクセルや壊れたブレーキみたいな状態になるのです。

　そのようなアクセル役とかブレーキ役とか、がんの発症《はっしょう》に関係する遺伝子は、２００～３０

０個であることがわかっています。ヒトの遺伝子の数が全部で２万個くらいですから、そのおよそ１％強です。

自動車の場合は、アクセルもブレーキも一つだけですが、細胞には、アクセルもブレーキもたくさん備わっています。なので、細胞では、アクセルとブレーキが１個ずつ壊れても暴走はしません。実際には、アクセル役やブレーキ役の遺伝子あわせて５～６個に変異が生じて、ようやくがんになることがわかっています。

子どもにもがんはありますが、ほとんどが大人の病気です。というのは、一つの細胞の遺伝子に５個も６個も傷がつくには、長い年月が必要だからです。歳《とし》をとればとるほど、それまでに行われた細胞分裂の回数は多くなります。さっき書いたように、細胞は分裂するたびにＤＮＡに傷がついていきます。ということは、歳をとればとるほど、遺伝子に傷がどんどんついていってしまうということなのです。このように、がんになること――「発がん」といいます――のいちばんの原因は加齢《かれい》です。だから、高齢化が進むと、がんになる人が多くなるのです。すこし驚くかもしれませんが、言ってみれば、がんは長生きの宿命なのです。

放射線を浴びるとがんになりやすい、というのを聞いたことがあるでしょう。これも遺伝子の傷で説明できます。放射線はＤＮＡに直接傷をつけるからです。それから、紫外線《しがいせん》もＤＮＡに傷をつけます。なので、普通《ふつう》に生活するくらいなら大丈夫ですが、夏に海水浴場で日光を浴びすぎたりするのはよくありません。

動脈硬化だけでなく、発がんでもたばこは最悪です。たばこの煙《けむり》には、ＤＮＡに傷をつける「発がん物質」がいっぱい含《ふく》まれているからです。君たちも、吸える年齢《ねんれい》になってもたばこは絶対にやめておきましょう。もし、お父さんやお母さんが吸っているようなら、この本を見せて、やめるようにお願いしてみたらどうでしょう。

あと、よくわかっているのは、どんながんも、もともとは、1個の細胞がどんどん増えてできたものである、ということです。遺伝子の傷が増えるにつれて、増えるスピードが速くなっていくのですが、はじめのうちはゆっくりとしか増えません。なので、がんとして見つかるまでには、最初に遺伝子に傷がついてから10年以上たっていると考えられています。「急にがんになりまして」とか言いますけど、ぜんぜん急ではないんです。なんか、ちょっとびっくりしませんか？

いろいろな悪性シュヨウ（腫瘍）

がんにはいろいろな種類があります。だいたい臓器の名前がついていて、胃がん、食道がん、大腸がん、乳がん、子宮がん、膀胱《ぼうこう》がん、などといいます。それぞれの臓器のがんは、もっと細かく分類されていますが、細かいことはきりがないから置いておきましょう。

骨や軟骨《なんこつ》の悪性腫瘍は、がんと言わずに「肉腫」といいます。あまり聞いたことないかもしれません。それもそのはず、頻度《ひんど》的に、がんに比べるとうんと少ないからです。それから、脳の悪性腫瘍も、がんとはいわずに悪性脳腫瘍といいます。医学用語はややこしいです。

「白血病」は、血液のがん、といわれることがあるように、血液細胞が無限に増える状態です。血液細胞は骨髄で作られます。骨というと木のように中までぎっしり詰まっていると思っているかもしれませんが、中空になっていて、そこ＝骨髄で血液細胞がつくられます。恨《うら》み骨髄に徹するとかいいますけど、骨髄は恨みがしみ通っていくところではなくて、血液細胞がつくられる場所なのです。がんというと、がん細胞が塊をつくるというイメージなのですが、白血病ではそのようなことはなくて、骨髄全体にバラバラと拡がっています。

水泳の池江《いけえ》璃花子《りかこ》選手が白血病にかかられたことは知っているでしょう。もう少し詳しくいうと、白血病の中でも急性白血病でした。その病気では、血液細胞の「がん」である白血病細胞が骨髄で増え続けます。そうすると、骨髄の中が白血病細胞だらけになってしまい、正常な血液細胞がつくられなくなります。その結果、赤血球が減って貧血になる、血小板が減って血がとまりにくくなる、また、本論第2章で説明する白血球が減って感染症がおこりやすくなる、という困った状態になります。なので、白血病細胞を殺す治療《ちりょう》が必要なのです。

3種類から4種類になったがんの治療法

がん、かつては不治の病と恐《おそ》れられていましたが、いろいろな治療法が開発されてきました。どんながんでも治るというわけではありませんが、まさに近代医学の勝利です。すこし、治療法についても紹介しておきましょう。がんの治療法は、大きく分けて三つ、手術療法、放射線療法、薬物療法、とされてきました。

　手術療法はわかりますね。手術でがんの塊を取り除いてやる方法です。ただ、がんには、「浸潤《しんじゅん》」とか「転移」というやっかいな性質があります。浸潤というのは、周りにじわじわと拡がっていくことです。あまり拡がりすぎると完全に取り除くことはできません。転移というのは、たとえば、大腸がんが肝臓《かんぞう》に転移する、といったように、もともとあった場所から離《はな》れたところに、がん細胞が植民地をつくるかのように増える状態です。それから、リンパ節に転移することもあります。あまりにあちこちに転移してしまうと、手術では取り切ることができません。

　リンパ節ってわかりますか？　ケガをしたときに腋《わき》や足のつけ根で腫《は》れるやつです。からだには、血管の他にリンパ管が張り巡《めぐ》らされていて、その中をリンパ液やリンパ球という白血球が流れています。リンパ節は、その関所みたいなもので、リンパ球やマクロファージという細胞がいっぱい詰まっています。そういった細胞が、細菌感染などを食い止めてくれるのです。だから、ケガをしたときに腫れたりします。なんやそのリンパ球とかマクロファージとかいうのは、と思ったかもしれませんが、それについては本論の第2章で詳しく説明します。

放射線治療というのは、がんに放射線をあてて（専門用語でいうと「照射」して）ＤＮＡに傷をつけて殺してしまう方法です。ＤＮＡに一定以上の傷がはいると、細胞は死んでしまうので、その性質を利用したやり方です。細胞にはＤＮＡの傷を治す能力が備わっていますが、がん細胞に比べると正常な細胞のほうがその能力が強い、逆にいうと、がん細胞のほうが正常な細胞よりも放射線に弱くて死にやすいので、このような方法が可能なのです。

薬物療法には実にいろいろな種類の薬があります。まず、古典的な抗《こう》がん剤《ざい》です。最初に開発された抗がん剤は、もともと、第1次世界大戦のときに使われた毒ガスに由来します。そのことからもわかるように、基本的には細胞を殺す毒です。どうして、そんな毒を使えるのかというと、がん細胞のほうが正常な細胞よりも増殖スピードが速いので、細胞を殺す毒が効きやすいという性質があるからです。

だからといって正常な細胞にまったく影響《えいきょう》がないかというとそのようなことはありません。なので、白血病の治療《ちりょう》などでは、毛が抜《ぬ》けたり、正常な白血球が減ったりしてしまいます。

最近のがん研究の進歩によってもたらされたのが分子標的療法です。これもなんだかかっこいい名前ですね。文字通り、特定の分子（もちろんタンパク質です）を狙《ねら》い撃《う》ちにする治療法です。がんの原因は遺伝子の変異で、そのために異常なタンパク質がつくられることによる、というのは先に説明したとおりです。その異常なタンパク質――踏み込みっぱなしのアクセルや壊れたブレーキ——は、がん細胞にはあるけれど、正常な細胞にはありません。なので、その異常なタンパク質の機能だけを無くしてやる薬があれば、がんを治療できるのです。

遺伝子の変異そのものは治すことはできません。でも、それによる異常なタンパク質の機能は、化学物質によって抑制《よくせい》できることがあります。言ってみれば、設計図は書き直せないけれど、間違えた設計図によってつくられた部品を修理することはできる、といったところです。

異常なタンパク質はがん細胞にしかありませんから、そのような薬はがん細胞には効くけれども、正常な細胞には作用をおよぼさないはずです。なので、副作用が非常に少なくて、毛が抜けたり白血球が減ったりすることはありません。すべてのがんに対して分子標的薬があるわけではないのですが、本当に画期的な発見で、撃てば必ず当たる「魔法《まほう》の弾丸」にたとえられることもあります。これぞ近代医学の勝利と言いたくなるほどです。

薬物療法のもう一つは免疫療法です。これも薬物による治療ですが、がん細胞を直接やっつける薬物療法とは別にして、がんに対する第四の治療法とされるようになってきました。本庶《ほんじょ》佑《たすく》先生がノーベル賞を受賞された理由は、がんの免疫療法なので、耳にしたことがあるでしょう。ちなみに、わたしは本庶先生の研究室に在籍したことがある不肖の弟子です。がんの免疫療法については、後に、本論第2章で詳しく説明することにします。

いろんな病気があるもんだ——（神経）変性疾患、代謝異常、感染症、その他

ほかにもいろいろな病気があります。全部を紹介することはできないので、ここでは、簡単にそのいくつかを説明します。「めばえ適塾」で出てきた病気（19ページの表1）の分類にしたがっていきます。ちょっと横着ですけど、まけといてください。

感染症については、この本の主題ですから、本論で詳しくお話しします。その他としては、自閉症のような精神科領域の病気——これは先に説明したように機能的疾患ですね——や、先天的に遺伝子に変異があるために発症する実にさまざまな遺伝性疾患がありますが、種類が膨《ぼう》大《だい》ですし、またの機会に。って、そんな機会があるかどうかわかりませんけど。

アルツハイマー病を知っていますか？——（神経）変性疾患

変性疾患というのは、きっと耳慣れない言葉だと思います。大人でも知らない人が多いかもしれません。「変性」というのは、広辞苑によると「細胞や組織の正常の物質代謝が何らかの原因で著しい変化または障害を受け、異常物質の出現など形態的な変化を生じる現象。」とされています。ひらたくいうと、理由は問わず、細胞が傷んでうまく機能しなくなったような状態です。

神経系では、神経細胞の異常により、ゆっくりと悪くなっていく病気をいいます。ただし、動脈硬化による血管の異常や、感染によるものは含まれません。ですから、血管の異常や感染といったような原因がいま一つはっきりしない、進行性の神経系の疾患といってもいいでしょう。代表選手としては、アルツハイマー病があげられます。この病名は耳にしたことがあると思いますが、アルツハイマー病は認知症の一種で、記憶や思考能力が次第に失われ、最終的には日常生活もできなくなる病気です。

アルツハイマー病では、脳の神経細胞にβアミロイドという物質が蓄積《ちくせき》することがわかっています（βはベータと読んで、アルファベットでいうとbにあたります）。ただし、βアミロイドが原因で病気になっているかどうかは、膨大な研究が行われてきたにもかかわらず、いまだにはっきりとはわかっていません。感染症の場合は原因が細菌《さいきん》やウイルスとわかりやすいのですが、中には、アルツハイマー病のように、いくら研究してもなかなか原因を突《つ》き止められない病気もあるのです。いずれわかるときが来るかもしれませんが、医学にも限界があるということは知っておいたほうがいいでしょう。

めばえ適塾で「脊髄小脳変性症」の名前が出てきたのには驚きました。小中学生というてもあなどれんなぁと心の底から感心しました。この病気には遺伝性のものも、そうでない後天的なものもありますが、小脳は運動を司る中枢《ちゅうすう》なので、いずれも、運動がうまくできなくなります。他にもさまざまな神経変性疾患が知られています。

ホルモンってなんでしょう――代謝異常

あたりまえですが、代謝異常というのは、代謝が異常になることによって発症する病気です。代謝とか新陳《しんちん》代謝という言葉は、日常的にもよく使われますね。「代謝を促進《そくしん》してダイエット」とか、ちょっと怪《あや》しげなサプリメントのＣＭがあったりします。からだの中で、さまざまな物質がつくられる、あるいは、ある物質を分解してエネルギーを産生する、ということを意味する言葉です。だから、代謝は生命にとっては必須なものです。

ホルモンは小学校や中学校で習ったことがあると思います。焼き肉屋さんにあるホルモンではありません。内分泌腺《ないぶんぴつせん》などから分泌されて、血液の中を流れ、遠く離れた臓器で作用する働きをもった物質です。多くはタンパク質ですが、中には脂質のものもあります。たとえば、男性ホルモンや女性ホルモンはコレステロールから合成される脂質系のホルモンです。

血液の中にはさまざまな物質が流れていますが、ブドウ糖（グルコース）は、エネルギー源として非常に重要なものです。食事をした後には、腸管から取り込まれたブドウ糖が血液中を流れるので、血液中のブドウ糖濃度《のうど》の値――血糖値――が高くなります。ブドウ糖は、からだ中の細胞でエネルギーとして必要なのですが、血液中の量が増えすぎると、腎臓《じんぞう》の病気を引きおこしたり動脈硬化の原因になったりと、いろいろな悪さをします。なので、血糖の量を抑《おさ》えるための主役として、膵臓《すいぞう》から分泌されるホルモンのインスリンがあります。

　インスリンがうまく分泌されなくなるのが1型、インスリンが効きにくくなる状態が2型の糖尿病です。1型の糖尿病は自己免疫という現象でおこることが多いのですが、そのような自己免疫疾患については本論第2章でまたお話をします。一方、2型糖尿病の最大の原因は不《ふ》摂《せつ》生《せい》や食べ過ぎです。なので、生活習慣病——食事、運動、たばこ、お酒などの生活習慣が原因になる病気——の一つです。ちなみに、動脈硬化も生活習慣病の一つです。

　先進国では、代謝の病気というと、2型糖尿病や動脈硬化のように栄養の過剰《かじょう》が問題になることが多いのですが、世界に目を向けると、いまでも栄養不足が大きな問題です。地球の人口は現在77億人ですが、そのうちの約1割が栄養不足とされています。かなり改善されてきているとはいうものの、子どもの発育不良は1億人にも達するのです。

　国連では、「貧困をなくそう」「質の高い教育をみんなに」など、17の持続可能な開発目標（SDGs、エスディージーズと読みます）をあげています。そのうちの一つが、「飢餓をゼロに」なのですが、目標の2030年までに達成するのは難しそうです。

　君たちはグローバル化した世界で生きていくことになります。しかし、グローバルに物事を考えるというのは、世界中を駆《か》け巡って仕事をするとか、国際的企業《きぎょう》で働くとかいうことだけではありません。こういった世界レベルでの問題に目を向け続けることこそが重要である、ということをしっかりと覚えておいてください。

最後、すこし話がそれましたが、序論はこれで終わりで、いよいよ本論です。ウイルス、細菌、免疫について、どの話から始めるのがいちばんいいか、すこし迷ったのですが、まえがきで書いたように、この本を書く時間を与《あた》えてくれたのは新型コロナウイルスでしたので、まずはウイルスのお話からいきましょう。

「序論 いろいろな病気」の復習

項目ごとに簡単な問題を作ってみました。それぞれに簡単なキーワードをつけてあります。読み終わったことを復習して、記憶を確実にしていきましょう。

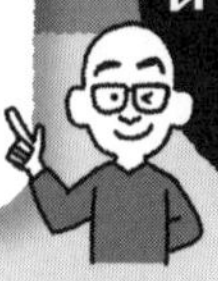

☑ 病気とは ↓P14

◆病気とはどのような状態？

ヒント！ 生理状態

☑ 病気の種類 ↓P17

◆病気はその原因からどのように分類できるの？

ヒント！ いろいろな病因

◆どうして一酸化炭素中毒になると死んでしまうの？

ヒント！ ヘモグロビンと酸素

☑ 心血管系の病気 ↓P23

◆梗塞とはどういう状態？

ヒント！ 脳梗塞、心筋梗塞

◆血栓、動脈硬化、血栓症の関係は？

ヒント！ 血小板、凝固因子、高血圧、コレステロール

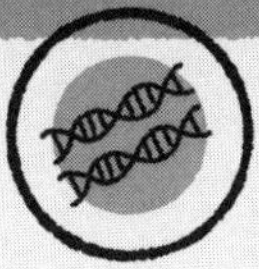

☑ 悪性腫瘍

↓ P28

◆悪性腫瘍＝がんとはどんな病気？

ヒント！ 細胞分裂の制御

◆がんってどうしてできるの？

ヒント！ 遺伝子の変異

◆がんの治療法にはどんなのがあるの？

ヒント！ 四つの治療法

☑ （神経）変性疾患、代謝異常、感染症、その他

↓ P39

◆変性疾患ってどんな病気？

ヒント！ アルツハイマー病

◆代謝異常ってどんな病気？

ヒント！ 栄養の過剰と不足

いろいろな病気についての
イメージが身についたかな？
これでウォーミングアップは
終了です。

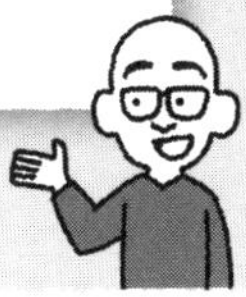

本論

感染症のすべてがわかる！

——ウイルス・細菌・免疫のしくみ

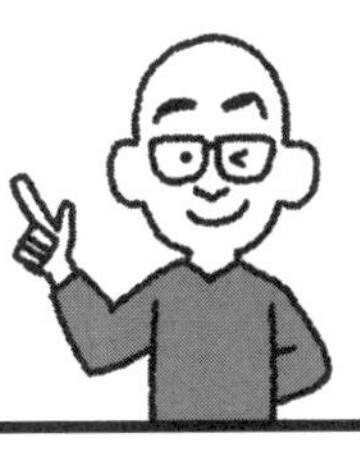

第1章 ウイルス——極小の病原体

いよいよ本論、まずはウイルス総論からです。総論というのは、その分野全体を見通して論じることです。なので、ウイルスとはどういうものかについて、ということになります。その後で各論にはいります。各論というのは、それぞれについて論じること。たとえば、コロナウイルスとか、インフルエンザウイルスとか、個々のウイルスについてのお話です。まず総論を理解してもらって、各論に移っていきます。序論とか、本論とか、概論《がいろん》とか、総論とか、各論とか、「論」がつくと、なんとなく高尚《こうしょう》な感じがしませんか。

ウイルスとは？——生物のような生物でないような極小の粒子《りゅうし》

聞いたことがあっても、ウイルスのことを手際よく説明できる人はそう多くないはずです。

大人でも、細菌《さいきん》とウイルスの違《ちが》いがわかっていない人がたくさんいます。その大きさや遺伝子、そして、どのようにしてウイルスは「生きている」のか、などについてお話ししていきます。

ウイルスの大きさを言ってみよう

ここでも、とりあえず辞書を頼《たよ》ってみましょう。広辞苑《こうじえん》で「ウイルス」を引いてみると、えらく長いです。「遺伝情報を荷う核酸《かくさん》（DNAまたはRNA）とそれを囲む蛋白殻《たんぱくかく》（カプシド）から成る微粒子《びりゅうし》。蛋白・脂肪《しぼう》・糖質を含《ふく》む外被《がいひ》（エンベロープ）を持つものもある。大きさ二〇〜三〇〇ナノメートル。それぞれのウイルスに特異な宿主細胞《しゅくしゅさいぼう》に寄生し、その蛋白合成やエネルギーを利用して増殖《ぞうしょく》し、それに伴《ともな》い細胞障害・細胞増殖あるいは宿主生物に種々の疾病《しっぺい》を起こす。宿主と種類により動物ウイルス・植物ウイルス・昆虫《こんちゅう》ウイルス・細菌ウイルス（バクテリオファージ）に大別。人や動植物の病原体。濾過性《ろかせい》病原体。バイラス。ビールス。」それから、「コンピューター・ウイルスのこと。」とも。君たちはもしかするとコンピューター・ウイルスのほうになじみがあるかもしれませんが、もちろん、この本にはあまり関係ありません。

ウイルスは、とても小さいので、電子顕微鏡《けんびきょう》でなければ見えません。学校で使う「普通《ふつう》の」顕微鏡は光学顕微鏡といいます。光学顕微鏡は光を使って見るので、その波長の関係で、せいぜい１０００倍までしか拡大して見ることができません。それに対して、電子顕微鏡はもっと波長の短い電子線を使うので、１００万倍近くまで、ですから、光学顕微鏡よりも１０００倍近くも拡大して見ることができるのです。

「分解能」という言葉があります。機械を分解する能力とかいう意味ではなくて、どれくらいの大きさのものまで見分けられるかの能力のことです。ヒトの肉眼での分解能は約０・1ミリメートルで、光学顕微鏡は約０・2マイクロメートルです。電子顕微鏡ではその１０００倍ですから、約０・０００2マイクロメートル＝０・2ナノメートルまで見分けることができます。ウイルスの大きさは、種類によって違うし例外もありますが、おおよそ20〜３００ナノメートルです。最大のものなら光学顕微鏡で見えるかどうかギリギリ、一般的《いっぱんてき》なウイルスは見えない、というところです。

マイクロとかナノってなんや、と思ったかもしれません。ミリは１０００分の1、これはメートルとミリメートルの関係からわかりますね。マイクロというのは、その１０００分の1ですから、１００万分の1です。さらにその１０００分の1をナノといいます。3桁《けた》ずつで、ミリ、マイクロ、ナノ、それから、ピコ、フェムト、アト、と続きます。ナノまで覚えておいたら、たいがいは用がたります。

ついでに、大きいほうも紹介《しょうかい》しておきましょう。こちらは、千がキロです。そう、キログラムのキロです。で、キロから3桁刻《きざ》みで、メガ、ギガ、テラ、ペタ、エクサと続きます。これ

表2

名称	ミリ	マイクロ	ナノ	ピコ	フェムト	アト
漢数字	千分の一	百万分の一	十億分の一	兆分の一	千兆分の一	百京《けい》分の一
数	$1/10^{3}$	$1/10^{6}$	$1/10^{9}$	$1/10^{12}$	$1/10^{15}$	$1/10^{18}$

名称	キロ	メガ	ギガ	テラ	ペタ	エクサ
漢数字	千	百万	十億	兆	千兆	百京《けい》
数	10^{3}	10^{6}	10^{9}	10^{12}	10^{15}	10^{18}

も、ふつうはテラまで覚えておいたら十分です。コンピューターの記憶媒体《きおくばいたい》で1TBと書いてあったりしますが、あれは1テラバイト＝1兆バイト（バイトはコンピューターで使われる情報の単位）のことです（表2）。

10倍ずつしていく、あるいは、10分の1ずつしていく、というのはどんな感じかを直感的に知るには、「パワーズ・オブ・テン Powers of Ten」という素晴らしい映像があります。椅子《いす》などの家具のデザイナーであったイームズ夫妻が1977年に作ったものです。シカゴの公園の1メートル四方から始まって、まずはどんどん遠ざかっていきます。一旦《いったん》、宇宙のとんでもなく遠いところまで行って、次は逆に、どんどん小さいところを見ていくという映像です。日本語訳のついているのもありますから、【パワーズ オブ テン】で映像検索《けんさく》して、ぜひ見てみたらいいと思います。とってもよくできています。

辞書での説明に「濾過性病原体」という言葉が出てきます。これはどういう意味でしょう？　まず、すでに何度か使った言

図３｜ウイルス、細菌、ヒトの細胞

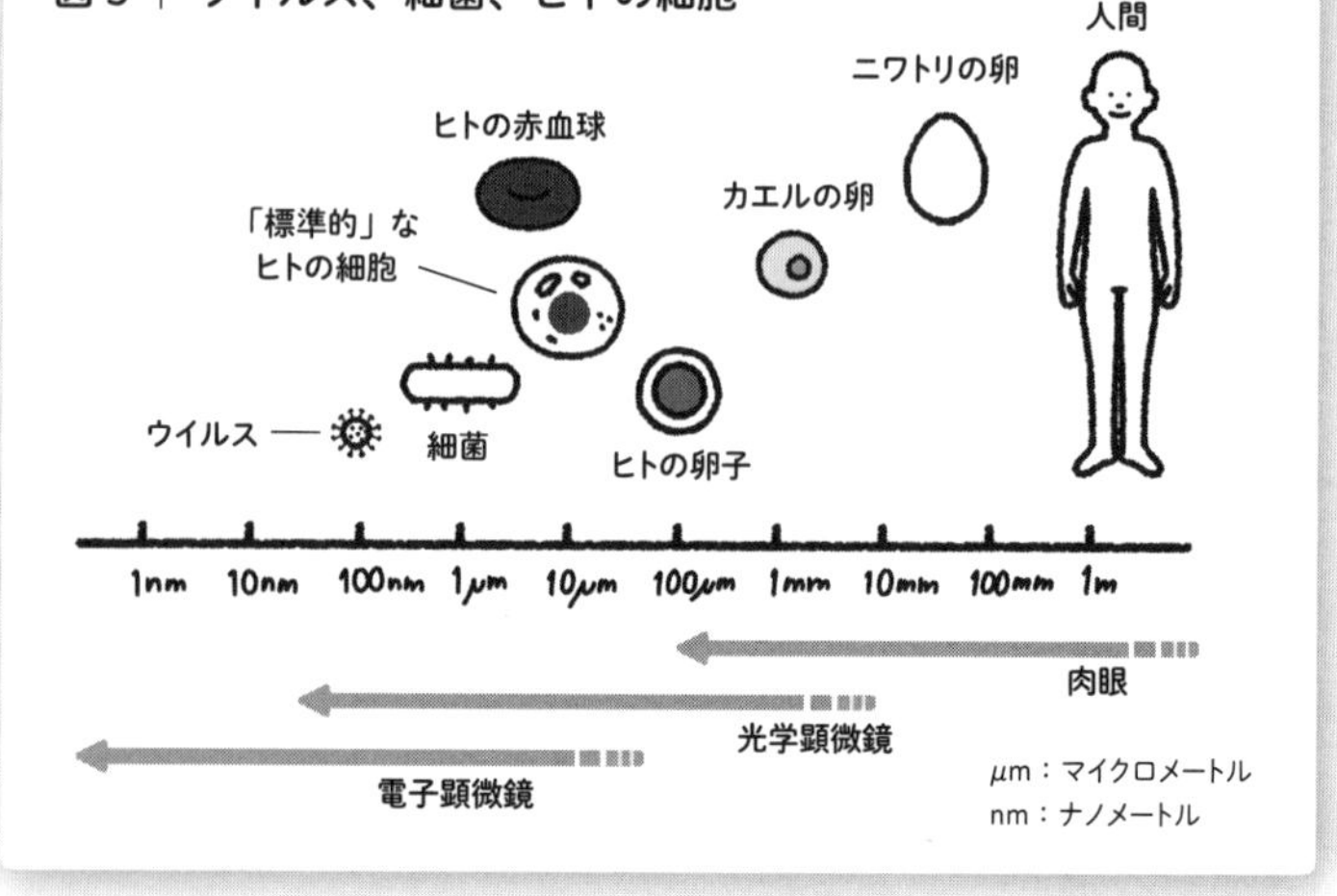

ウイルスと細菌、ヒトの細胞の大きさはこんなに違います。

葉ですが、病原体をあらためて辞書でひくと「感染症の原因となる、原生動物・細菌などの微《び》生物《せいぶつ》やウイルス。」とあります。なので、病気を引き起こす小さなもののことです。濾過は「水その他の溶液《ようえき》をこして混じり物を除くこと。」です。理科の実験などで、濾紙《ろし》を使ったことがあると思いますが、濾紙などを通して「こす」のが濾過です。

　第3章で述べますが、細菌のサイズはウイルスよりも一桁大きくて、0・2～15マイクロメートルです（図3）。ですから、素焼きの磁器でできた細菌濾過器《ろかき》で濾過すると、細菌は通り抜《ぬ》けることができません。ところがウイルスはもっと小さいので通り抜けることができます。なので、昔、ウイルスの正体がわかるまでは、そのような細菌濾過器を通過できる病原体という意味で濾過性病原体と呼ばれていました。そんな病原体が存在しそうだということがわかったのは19世紀の終わりころです。電子顕微鏡が発明されたのは１９３１年ですから、それまでは、その存在はわかっていたけれど、ウイルスを見ることはできなかったのです。

日本は、明治時代に、他の国よりも進んでいるという理由で、ドイツから医学を輸入しました。なので、カルテとかアレルギーとか、多くの医学用語はドイツ語由来です。ただ、ウイルスという用語はちょっと特殊《とくしゅ》です。

ウイルスはドイツ語でも英語でも綴《つづ》りはvirus（ただし、ドイツ語では名詞の最初を大文字にするのでVirus）です。ドイツ語では「ヴィールス」で、英語では「ヴァイラス」という読み方になります。日本では、それまでドイツ語読みに近いビールスとかヴィールスと呼ばれていたのですが、１９５３年に「日本ウイルス学会」ができた時から、ウイルスが正式名称《めいしょう》になりました。ちょっと珍《めずら》しいのですが、カタカナ書きの和製学術用語といったところです。

ウイルスは生物か？

さて、ウイルスは、ものすごく小さくて、病気を引きおこすものだということがわかりました。そう聞くと、ウイルスは生き物だと思うかもしれません。けれども、ウイルスが生き物かどうかということについては意見が分かれます。先に結論をいうと、「生物と非生物の間」といったところがいちばん正しいのです。

生物か生物でないかを議論するには、まず生物を定義することが必要です。では、生きているってどういうことだと思います？　自分で動く？　それだと植物が入らないですよね。呼吸をする？　かなりいい線ですけれど、細菌も生物ですが、呼吸をしているかどうかちょっとわからないですね。じつは、生物と認めるためには、次の条件が必要だとされています。

・代謝すること
・細胞膜《さいぼうまく》で仕切られていること
・自己複製能があること（自分と同じものをつくり出せること）

が、その三つです。

代謝については、前の章の代謝異常のところで簡単に紹介しました。生物が自分のために必要な分子をつくったり、あるいは、エネルギーを得るために、物質を分解したりすることです。定義上、いきなり「生物が」とあるので、ちょっとずるいような気がしないでもありません。小川さんの家はどこですか、と聞かれて、あぁ山田さんの隣《となり》です。じゃぁ、山田さんの家は、と尋《たず》ねられて、小川さんの隣です、と答えるようなものですから。しかし、逆にいうと、代謝と生物はそれだけ切っても切れない関係にあるのです。もう一つ付け加えておくと、呼吸というのは、代謝のために必要な現象です。ですから、生物の定義として「呼吸する」というのは、かなりいい線をいってます。

細胞膜は中学校で習うとおりです。生命の基本単位は細胞で、その周囲を取り囲む膜が細胞膜です。ちなみに、細胞膜は、生体の四つの生体構成成分のうちの脂質でできています。そして、残りの一つが自己複製です。これもなんとなくかっこいい言葉です。人間は人間を生みますし、バッタからはバッタが生まれます。細菌も分裂《ぶんれつ》して、細菌をつくり出していきます。自分と同じ（ような）ものを生み出すのが自己複製です。

では、ウイルスはどうでしょう。ウイルスも自己複製は可能です。増えなければ、いつか消えてなくなってしまいます。でも、細菌や細胞が分裂して2個、4個となるように増えることはできません。まず、なんらかの細胞に寄生しないとダメなのです。そして、その細胞の働きを借りて、細胞の中でだけ増えることができます。なので、一応は自己複製できるとはいうものの、なにかに寄生しなければならず、単独では不可能ということです。絶対に寄生する必要があるので、ちょっとかっこよく「絶対寄生性」ともいいます。それから、ウイルスに限りませんが、寄生された生き物や細胞のことを「宿主」といいます。

ウイルスには代謝する能力はありません。ウイルスが複製するために必要な物質は、ウイルスがつくるのではなくて、宿主の細胞につくってもらって、それをちょうだいするのです。なんだかちょっとずるいですね。それから、ウイルスが細胞膜で囲まれているかというと、微妙《びみょう》です。つぎの項《こう》で述べるように、膜に囲まれている場合もありますが、囲まれていない場合もあります。それに、囲まれている場合であっても、その膜は、寄生した細胞から外へ出て行くときに、宿主の膜をかっぱらってきたものにすぎないのです。

ですから、代謝はしないし、細胞膜は怪《あや》しげ、ということになります。なので、生物の定義を満たしません。けれども、細胞の力を借りなければならないとはいえ、自己複製能はあります。全部ひっくるめて考えると、「生物である」というには無理があるけれど、「生物でない」と退けるには忍《しの》びない、といったところです。だから、生物と非生物の間、ということになるのです。

ウイルスはどうやって増えるの？

ウイルスは小さな粒子です。では、その粒子はなにでできていて、どのような構造をしているのでしょう。それだけだと味気なくなってしまいそうなので、ウイルスのライフサイクルとあわせて説明していきます。ライフサイクル、生まれてから死ぬまでのことです。生物と非生物の間と説明しておきながら、少し変ですが、ウイルスでもライフサイクルと言います。日本語では生活環《せいかつかん》といいますが、むしろ英語のほうがわかりやすいような気がします。

ウイルスのライフサイクルの基本は増えること、すなわち自己複製です。自己複製するには、自分自身をつくるための情報、すなわち遺伝情報を持っていなければなりません。我々の細胞と同じように、ウイルスの遺伝情報も核酸に蓄《たくわ》えられています。ちょっとややこしいかもしれませんが、核酸にはＤＮＡ（デオキシリボ核酸）とＲＮＡ（リボ核酸）があります。

ＤＮＡとＲＮＡはとてもよく似ていて、どちらも糖とリン酸と塩基からできた長い分子です。糖の種類は両者で違っていて、ＤＮＡはデオキシリボースで、ＲＮＡはリボースです。だから、デオキシリボ核酸とリボ核酸なのです。また、塩基には4種類あって、ＤＮＡの塩基は、アデニン（Ａ）、グアニン（Ｇ）、シトシン（Ｃ）とチミン（Ｔ）です。それに対して、ＲＮＡは、Ａ、Ｇ、Ｃとウラシル（Ｕ）です。それから、細胞での機能としては、ＤＮＡが遺伝情報を蓄えるのに対して、その遺伝情報をもとにしてタンパク質を作る時に働くのがＲＮＡです。このあたりについての詳《くわ》しいことは高校の生物学で習います。

序論に書いたように、ヒトの遺伝物質はＤＮＡです。ヒトに限りません、動物も植物も細菌も、生きとし生けるものの遺伝物質は必ずＤＮＡです。しかし、生物と非生物の間であるウイルスの場合はそうとは限りません。ウイルスの場合は、ＤＮＡを遺伝物質に持つものと、ＲＮＡを遺伝物質に持つものの2通りがあって、それぞれＤＮＡウイルス、ＲＮＡウイルスと呼ばれます。ちなみに、ＤＮＡとＲＮＡの両方を遺伝物質に持つウイルスはなくて、必ずどちらか片方だけです。

図4｜ウイルスの構造

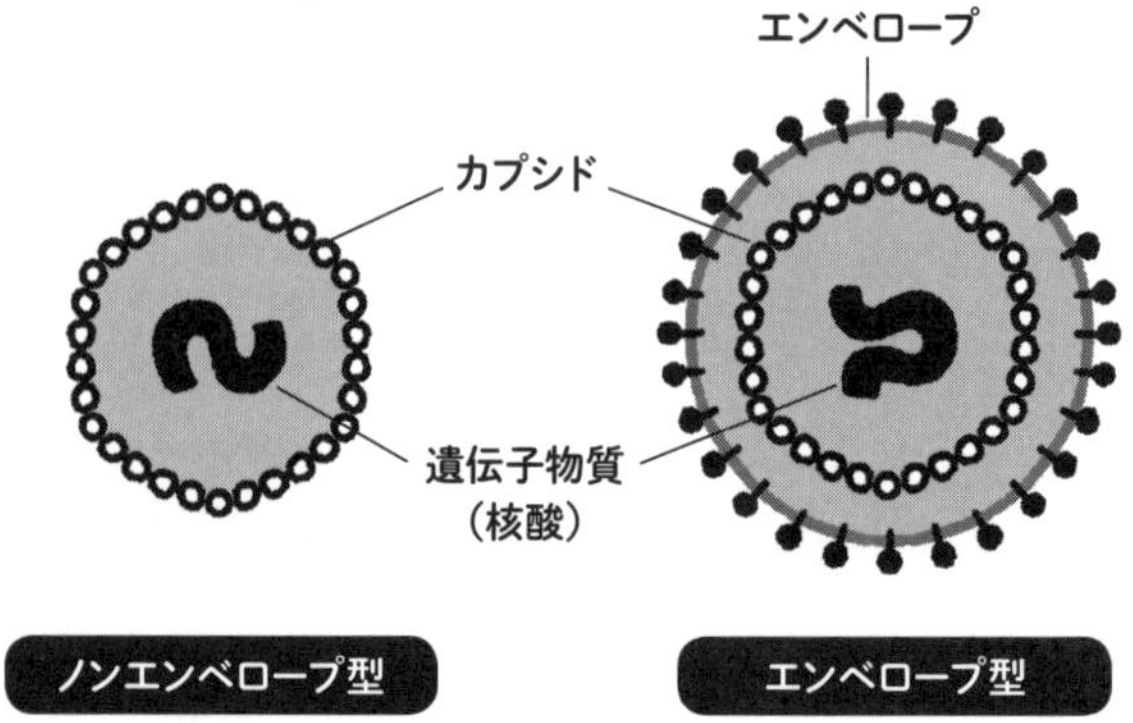

ウイルスの基本構造は、遺伝子物質（核酸）とカプシドタンパク質です。周囲を宿主細胞に由来する膜で包まれたエンベロープ型のウイルスと、囲まれていないノンエンベロープ型のウイルスとがあります。

なので、ウイルス粒子には核酸――DNAあるいはRNA――が遺伝物質として存在します。そしてその核酸はタンパク質によって取り囲まれています。そのタンパク質のことをカプシドといいます。核酸とカプシドタンパク質だけでできたウイルスもありますが、その周囲をさらに膜でおおわれたウイルスもあります（図4）。その膜のことをエンベロープ――封筒《ふうとう》のことです――といいます。エンベロープを持つかどうかはウイルスの種類によって決まっています。

ウイルスは細胞に侵入《しんにゅう》して、細胞のさまざまな能力を借りて自己複製します。そして、最終的には細胞から放出されます。放出されるとき、ウイルスによっては、寄生していた細胞の膜《まく》をかぶって出てくるものがあります。それがエンベロープです。だから、エンベロープは宿主細胞の膜に由来します。

前に書いたように、細胞の膜は脂質《ししつ》ですから、当然、エンベロープも脂質です。しかし、そこにいろいろなタンパク質が刺《さ》さって——比喩《ひゆ》の表現ではなくて本当に刺さっています。それをエンベロープタンパク質といいます。ウイルスのタンパク質ですから、そのタンパク質を作る情報は、ウイルスの遺伝子に乗っかっています。

エンベロープのタンパク質は、ウイルスが細胞に侵入するときに重要な役割をします。なぜなら侵入に関与《かんよ》するエンベロープタンパク質があって、宿主細胞の表面にあるタンパク質と結合するからです。その結合がないと、ウイルスは細胞の中に入っていけないのです。

ウイルスはどんな細胞にも侵入できるというわけではありません。というのは、ウイルスのタンパク質が結合するタンパク質が細胞表面にあって、そのタンパク質とウイルスの結合がなければウイルスが細胞に侵入できないからです。そのような細胞表面のタンパク質をウイルスの受容体、あるいは、レセプターという言い方をします。また、この結合は、鍵《かぎ》と鍵穴のようにピタッと結合できなければだめです。こういった結合を「特異性」を持った結合、あるいは、「特異的」な結合といいます。ひとことで言うと、ウイルスはそのレセプターを持つ細胞にしか侵入できないということです。

例として、コロナウイルスのライフサイクルをごく簡略化して図に示します（次ページの図

図5｜コロナウイルスのライフサイクル

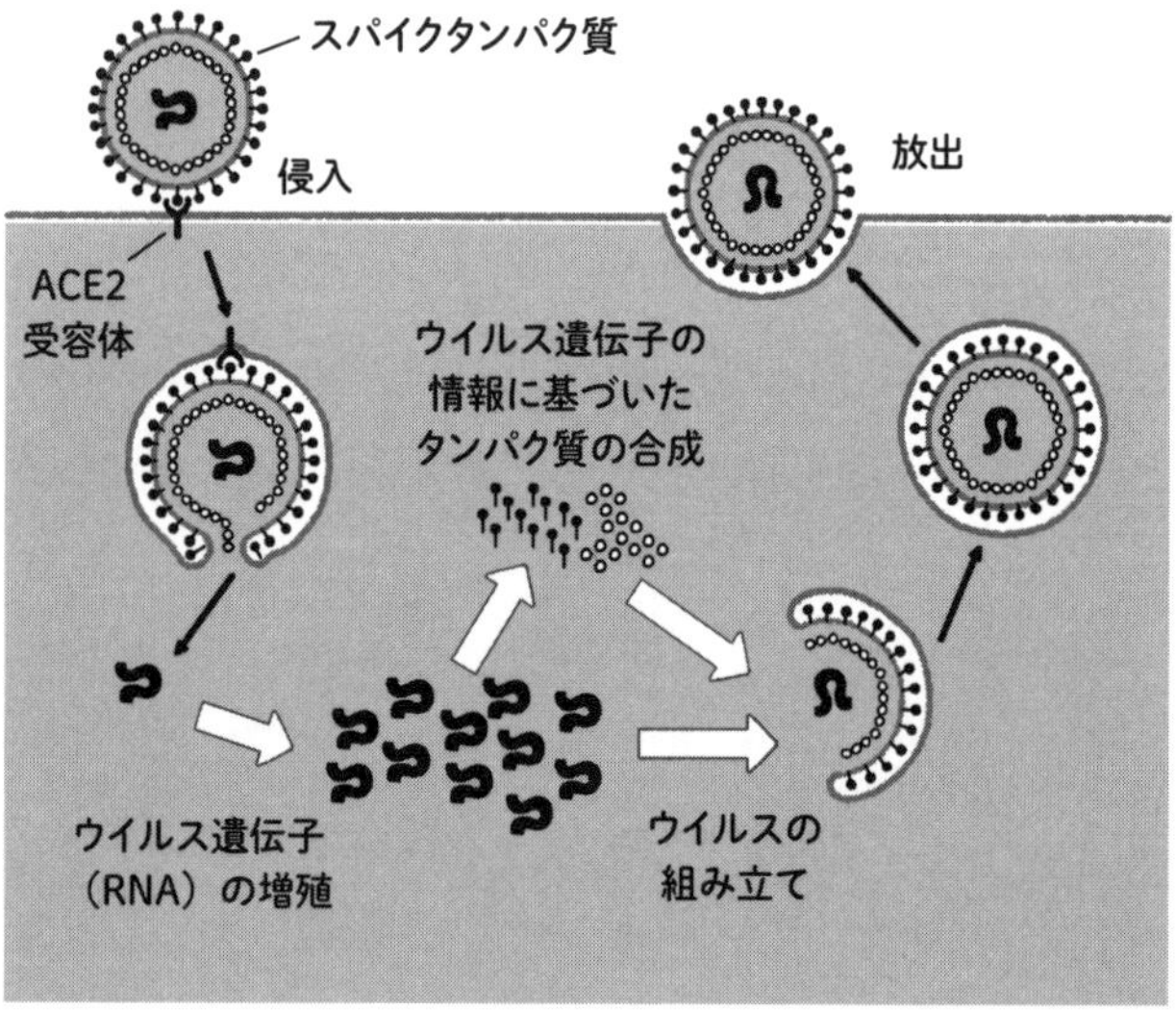

コロナウイルスは細胞膜表面のACE2タンパク質を受容体にして細胞内に取り込まれます。コロナウイルス遺伝子のRNAが増幅され、また、その遺伝子の情報に基づいてカプシドのタンパク質、および、スパイクタンパク質などがつくられます。最終的にウイルスが組み立てられて、細胞から放出されていきます。

5)。コロナウイルスはスパイクタンパク質を使って、呼吸器――鼻、気管、肺など――の粘《ねん》膜《まく》細胞に侵入します。そのとき、受容体はACE2（アンジオテンシン変換酵素《へんかんこうそ》2）というタンパク質です。これは血圧を調節するタンパク質なのですが、そのようなタンパク質がどうして受容体になったのかは偶然《ぐうぜん》であって、理由はわかりません。

細胞に入ったウイルス粒子から核酸が放出されます。あ、言い忘れてましたが、コロナウイルスはRNAウイルスなので、遺伝情報はRNAに蓄えられています。感染した細胞ではコロナウイルスのRNAがどんどんつくられます。また、コロナウイルスの遺伝情報を元にして、ウイルスのタンパク質もどんどんつくられます。そして、膜をかぶった新しいウイルス粒子が組み立てられて、細胞の外に出ていきます。ここでは1個のウイルスしか描かれていませんが、1個侵入しただけで、たくさんのウイルス粒子がつくられます。

ここまでがウイルスの総論です。大きさ、構造、ライフサイクル、わかってもらえたでしょうか。では、各論にはいっていきます。まずは、にっくき新型コロナウイルスからいきましょう。

新型コロナウイルス(SARS-CoV-2)——そして新型コロナウイルス感染症(COVID-19)

2019年の末、中国の武漢で、新型コロナウイルス——本名はSARS-CoV-2といいます——による肺炎《はいえん》のアウトブレイクが発生しました。感染症におけるアウトブレイクとは、爆発《ばくはつ》的《てき》に感染が拡がることで、日本語では感染爆発ともいいます。以後、全世界に燎原《りょうげん》のように拡まったのは、知ってのとおりです。ちなみに、燎原とは野原を焼くことで、燎原の火は、防ぎとめられないほどの勢いで拡がっていくさまを意味します。こういう言葉を使うと、ちょっと賢そうに見えますから覚えておきましょう。

ある地域で感染が拡がることをエンデミック、世界中に拡がることをパンデミック、といいます。パンデミックはちょっと前までは特殊な言葉でしたが、新型コロナウイルスのおかげでみんなが知るようになりました。

では、その新型コロナウイルスについて説明していきます。

コロナウイルスってどんなウイルス?

コロナウイルスはエンベロープを持つRNAウイルスで、直径が100ナノメートルくらいの楕円体《だえんたい》です。この本を読むまでは、こんなことを聞いてもちんぷんかんぷんだったかもしれませんが、ウイルス総論を読んだだけで、なんとなくわかったような気がするでしょう。それが勉強する面白さです。

外観がコロナ（太陽の光冠《こうかん》）に似てるからコロナウイルスと名付けられたそうです。もちろん、電子顕微鏡での観察によります。といわれても、太陽の光冠なんて見たことがないから、ようわかりませんよね。なんでも、エンベロープに突《つ》き刺さっているスパイクタンパク質が光冠みたいに見えるらしいです。スパイクやったらわかりますね。それやったら、スパイクウイルスでもよかったんちゃうんか、そのほうがわかりやすいやないか。ぶつぶつ文句をいうてもしかたないので、先に進みます。

コロナウイルスに限らないのですが、一般的にＲＮＡウイルスは変異――また出てきましたね、遺伝子の傷です――がおこりやすいのが特徴《とくちょう》です。それは、細胞の中で複製される時、ＲＮＡの方が、ＤＮＡよりも変異がおこりやすいという性質によります。なので、新しく、たちの悪いウイルス――たとえば感染力が強いとか症状《しょうじょう》が強く出るとかいうウイルス――ができてしまう可能性が高いわけです。コロナウイルスはＲＮＡウイルスのうちでは変異の率が低いほうですが、それでも、一定の率で変異が生じます。

コロナウイルスが最初に発見されたのは１９６０年代で、ヒトの風邪《かぜ》引きの原因であることが知られていました。風邪のウイルスについては次の項で説明しますが、ヒトの風邪のうち10

〜15%がコロナウイルスによるものとされています。だから、新型コロナウイルスが流行しかけたときも、つい、重症《じゅうしょう》の風邪引きくらいじゃないのか、と思った人が多かったのです。恥《は》ずかしながら、わたしもそうでした。面目ない。

つぎにお話しするＳＡＲＳやＭＥＲＳのウイルスも、最近になって――といっても過去20年くらいの間ですが――新しく登場したコロナウイルスなので、新型コロナウイルスという言い方ができます。しかし、爆発的な感染があったので、少なくとも日本では新型コロナウイルスといえばSARS-CoV-2を意味します。一般的にそう呼ばれているので、この本でも新型コロナウイルスと書いてあればSARS-CoV-2を指すと考えてください。どうでもいいですが、中国語ではウイルスのことを病毒といい、新型コロナウイルスは「新型冠状病毒」というそうです。

SARS《サーズ》とMERS《マーズ》は知っている？

世界を震撼《しんかん》させた新型コロナウイルスによる肺炎はCOVID-19といいます。２０１９年に爆発的に広まったCorona Virus DiseaseなのでCOVID-19です。Diseaseの意味は知ってますか？　病気のことです、念のため。

その原因ウイルスの名前、SARS-CoV-2のCoVというのはCorona Virusの略です。2とありますから1というか、先代もあります。それがSARS-CoV-1（あるいはSARS-CoV）、ＳＡＲＳの原因ウイルスです。ＳＡＲＳとは「重症急性呼吸器症候群（Severe Acute Respiratory Syndrome）」という病気の英語名称の頭文字をとったものです。ただし、遺伝子がＳＡＲＳの原因ウイルスに似ているからこの名前がつけられただけで、SARS-CoV-1に変異が起きて進化してSARS-CoV-2ができたのではありません。

初代に敬意を表して、でもないですが、COVID-19の前に、まずＳＡＲＳのお話をしましょう。ＳＡＲＳは、２００２年11月、中国の広東省での感染から始まり、翌年の２月ころから世界中に広まった呼吸器感染症です。最終的には、アジアとカナダを中心に32の地域と国で８０９６人が感染し、37カ国で７７４人が亡くなりました。感染者数は、COVID-19に比べたら、文字通り桁が、それも３桁以上少ないことがわかります。それでも、当時はかなりの大問題で、台湾《たいわん》から大阪に観光旅行に来ていた医師が帰国後にＳＡＲＳウイルス陽性とわかって大騒《おおさわ》ぎになったほどです。幸いなことに、結局、日本では感染例は出ませんでした。

その年の７月５日には、ＷＨＯが封じ込めを宣言。これは、感染地域だった台湾での新規発生が20日間なかったことをうけての判断でした。それ以来、ＳＡＲＳの発症はほとんどなく、今ではおそらく、研究室で保管されている以外、ＳＡＲＳのウイルスは消え失せたのではないかと考えられています。

台湾では、感染者が多く出たために、これを機会に感染爆発に対する法整備がなされました。台湾が、今回の新型コロナウイルス感染を食い止めることができたのは、この時の経験と法整備が大きな理由でした。まさに、備えあれば憂《うれ》いなし、です。

MERS「中東呼吸器症候群（Middle East Respiratory Syndrome）」は2012年に初めて報告された病気で、原因ウイルスはMERS-CoVと命名されています。名前のとおり、最初は中東のサウジアラビアで患者《かんじゃ》が報告されました。SARSもCOVID-19も致死率《ちしりつ》はせいぜい10%ですが、MERSに関しては30～40%と高いのが特徴です。2015年には韓国でアウトブレイクがありました。

SARSはすでに収束したのに対して、MERSはまだです。というのは、MERSはラクダにも感染するので、ウイルスを完全になくすのが難しいからです。え、ラクダなんか動物園にしかいないのに、と思うかもしれませんが、中東では家畜として飼育されていて、人とは切っても切れない関係なのです。MERSのように人と動物の両方に感染する病原微生物による感染症を「人獣共通感染症《じんじゅうきょうつうかんせんしょう》」といいます。

新型コロナウイルスになったら？

新型コロナウイルスに感染したらどうなるのでしょう。ひとことでいうと、呼吸器の感染症が引きおこされるということです。呼吸器というのは、空気のはいっていくところ、鼻腔《びくう》から気管、気管支を通って肺までのことを言います。

症状の出る人でも、幸いなことに8割くらいの人は、熱や咳《せき》、だるさ（倦怠感《けんたいかん》）といった、普通の風邪のような症状でおさまります。問題は残り2割の人で、風邪のような症状から5～7日程度で症状が急速に悪化して肺炎になる、というように重症化します。また、不顕性《ふけんせい》感染、あるいは、無症候性感染といって、感染しても症状を出さない人もいるのが困ったところです。

肺炎というのは、文字通り、肺の炎症《えんしょう》です。咳や痰《たん》が出るだけではなくて、息苦しくなります。重症化すると呼吸困難になりますから、人工呼吸器や人工肺が治療《ちりょう》のために必要になることがあります。

では、どのようにして感染するのでしょう？　主には、飛沫《ひまつ》感染と接触《せつしょく》感染です。飛沫感染というのは、感染した人の咳やくしゃみの「しぶき（＝飛沫）」を直接吸い込《こ》むことによる感染です。くしゃみをすると、しぶきが2メートル近くも飛ぶことがあります。ソーシャル・ディスタンス、感染予防のためには2メートル近く離れましょうというのは、飛沫感染を防ぐ意味からです。

空気感染というのもありますが、飛沫感染とは少し違います。飛沫は5マイクロメートル（ですから1ミリメートルの200分の1です）以上の大きさです。小さいとはいえ、そこそこの大きさがあるので、落下します。そうではなくて、空気感染は、病原体だけが空気の中を漂《ただよ》って、それが感染するものをいいます。新型コロナウイルスでは空気感染はしないとされています。

ただ、厳密に調べるのは難しいから、絶対ないと言い切ることはできませんけどね。

接触感染はわかりますね。ウイルスのついた手で鼻や口を触《さわ》ることによっておきる感染です。もちろん、そのウイルスは感染した人の鼻水やくしゃみに由来するものです。これを防ぐためには、まず手洗い、そしてアルコール消毒も有効です。それから、たとえ手にウイルスがついても、顔に手を持っていかなかったらいいのですが、みんな、無意識のうちに顔に手をやっているそうです。これは、ちょっと自分の動きに注意してみたらわかると思います。

手洗いは石けんでしっかりと30秒すればいいとされています。時間をかければかけるほど、ウイルスがどんどん洗い流されていきます。でも、いつまでも洗っているわけにはいきませんから、30秒洗ったらおおよそ十分、ということです。

アルコール消毒はすべてのウイルスに効果があるというわけではありません。しかし、コロナウイルスのようにエンベロープを持つウイルスには効果があります。というのは、エンベロープは脂質の膜なので、アルコールによって壊《こわ》されやすいからです。ここまで読んでくれた人には、納得、ですよね。

ＰＣＲ検査と抗体《こうたい》検査の違いを説明せよ

新型コロナウイルス感染が流行している時、ＰＣＲ検査をたくさんしたほうがいいとかあまり必要ないとか、新しい抗《こう》体《たい》検査法が開発されたとかいうニュースを見聞きしたかと思います。PCR検査とか抗体検査って、いったいどんな方法なんでしょう？　そして、いったいなにがわかるのでしょう？

　まず、PCRです。Polymerase Chain Reaction の英語頭文字の略《りやく》称《しょう》です。日本語でいうとポリメラーゼ連《れん》鎖《さ》反応ですが、ほとんどそんな用語は使われることなくPCRと呼ばれています。ポリメラーゼというのは、DNAを合成する酵素、先に書いた、A、G、C、Tという4種類の塩基を材料にしてDNAを組み立てる酵素のことです。

　原理を説明しようとすると、化学や生物学の知識がある程度必要です。高校の生物学で習うのですが、ちょっと長くなってしまうので省略します。それほど難しくはないので、気になる人はネット検索でもしてみてください。とにかく、DNAをどんどん増やす方法です。1回反応させると、もともとあったDNAの断片が2倍になります。もう1回させると4倍、そして、8倍、16倍というように増えていきます。25回反応させると、理《り》屈《くつ》の上では2の25乗で3000万倍以上になりますから、すごい威《い》力《りょく》です。

　ウイルスの感染している細胞をとってきても、ウイルスの遺伝子は少ししか存在しません。また、ごく少量の遺伝子を見つける方法はありません。だから、ちょっとしかないウイルスの遺伝子をまずどんどん増やす。そして、あるかないかを調べてやる、というやり方です。

あれ、ちょっとおかしいぞ、と思った人がいるかもしれません。コロナウイルスの遺伝子はＤＮＡと違ってＲＮＡやって言うたやん、ＲＮＡはどうやって増やすのん、って。もし気づいていたら、むっちゃ鋭《するど》いです。ＰＣＲはＤＮＡを増やす方法であって、ＲＮＡを増やす方法ではありません。でも、ちょっとしたトリックを使って、ＲＮＡの遺伝情報をまるまるＤＮＡの遺伝情報に変える方法があるのです。

遺伝情報の流れは、通常、ＤＮＡの情報を鋳《い》型《がた》にしたＲＮＡへの「転写」です。ところが、ある種のＲＮＡウイルスは、ＲＮＡを鋳型にしてＤＮＡを合成する「逆転写酵素」という酵素を持っています。その酵素を使うと、通常とは逆に、ＲＮＡの遺伝情報をＤＮＡに写し取ることができるのです。あ、誤解があったらいけないので、念のために書いておきますが、コロナウイルスにはそんな酵素はありません。エイズの原因であるＨＩＶ（ヒト免疫不全ウイルス）などが持っています。

ですから、ＰＣＲというのは、新型コロナウイルスがそこにあるかどうか、もう少し詳しくいうと、新型コロナウイルスに感染した細胞があるかどうか、を調べる方法です。新型コロナウイルスは鼻や喉の粘膜細胞に感染しますから、そのあたりの細胞をとってきてＰＣＲにかけて調べるわけです。それに対して、抗体検査というのは、新型コロナウイルスに感染したこと＝感染歴があるかどうかを調べる方法です。

抗体、という言葉を聞いたことがあるでしょうか？　広辞苑には、まず「抗原《こうげん》の侵入に反応して生体が体内に形成する物質。」とあります。この説明だと、抗原がわからなかったら、なんのこっちゃわかりませんよね。で、抗原を調べると「生体内に入ると抗体を形成させ、体内または試験管内でその特定の抗体と特異的に反応する物質。」とあります。なんだか、これも、前に代謝のところで使った小川さんと山田さんのたとえ話みたいに、同じことを表と裏から説明されてるだけみたいな気がします。

もう少しいうと、外来性の異物、ですから、もともと自分のからだの中になかったもの、すなわち、「非自己」を認識してくっつくタンパク質が抗体です。また、抗体を作るような免疫《めんえき》反応を引きおこす物質を抗原と言います。抗原と抗体の結合も特異性が高くて、鍵と鍵穴のようになっています。え、免疫反応の意味がわからないって？　それは第2章でイヤというほど説明しますから、すこし我慢《がまん》しておいてください。

で、抗体検査です。ある病原体ウイルスＸがあるとします。別にウイルスに限らないのですが、とりあえずウイルスとしましょう。そのウイルスＸに感染したことがない人には、ウイルスＸを認識して結合する抗体＝抗ウイルスＸ抗体はありません。ところが一度ウイルスＸに感染すると、多くの場合、からだの中で免疫反応がおきて、抗ウイルスＸ抗体が効率よくつくられるようになります。ですから、抗体検査は、ウイルスに感染して免疫反応がおきたことがあるかどうかを調べる検査であって、その時点においてウイルスに感染しているかどうかを直接調べる検査ではないのです。

まとめます。ＰＣＲ検査も抗体検査も、新型コロナウイルスだけでなく、いろいろなウイルスや細菌で可能な検査です。どのような場合も共通していえるのは、ＰＣＲ検査は、今そこに病原体が存在するかどうかを調べる検査であること。そして、抗体検査は、過去にその病原体に感染したことがあるかどうかを調べる検査であること、です。

また、抗体検査は、血液中に抗体が存在するかどうかを調べるのですが、十分な抗体ができるには、感染して数日から10日ほどかかります。なので、感染の初期では、ウイルスのＰＣＲ検査は陽性になるけれども、抗体検査は陽性にならない場合がある、ということも知っておく必要があります。

ワクチンと治療薬は、どう違う？

抗体を利用した予防法がワクチンです。病原性を持つウイルスとよく似ているけれども病原性を持たないウイルスを接種（ワクチンを投与《とうよ》することを接種するといいます）する。あるいは、病原性ウイルスを薬剤で処理して感染する能力を失わせたウイルスを接種する。こういった方法によって、病原性ウイルスに対する抗体をつくらせるというのがワクチンです。前者を、毒性が弱くなったウイルスを使うので弱毒化ワクチン、あるいは、生きたウイルスを使うので生《なま》ワクチンといいます。そして後者を、不活化されているウイルスを使うので不活化ワクチンといいます。

新型コロナウイルスに対するワクチンは、この本を書いている時点ではまだありません。新しく出現したウイルスですから当然です。大急ぎで開発が始められましたが、ワクチンの開発には、順調にいっても1年半とか2年とかの歳月がかかります。普通の薬は病気の人に投与しますが、ワクチンは健康な人に接種するので安全性がより高くなければなりません。また、膨《ぼう》大《だい》な数の人に投与して、感染防御《ぼうぎょ》ができるかどうかを調べる必要があります。なので、どうしても時間がかかるのです。

抗生物質という名前は聞いたことがあるでしょう。飲んだことのある人も多いはずです。第三章、細菌の章で詳しく説明しますが、抗生物質というのは細菌をやっつける薬で、ウイルスには効果がありません。でも、ウイルスに対する薬もあって、そういった薬は抗ウイルス薬といいます。

ウイルスによってさまざまな薬があり、作用するポイントもいろいろです。その説明の前にウイルスのライフサイクルを思い出してください。ごく簡単にいうと、

細胞に入る
↓
細胞の中で自分（＝ウイルス）の遺伝子をたくさんつくる
＋
ウイルスの遺伝子に由来するタンパク質をつくる
↓
細胞から出ていく

というサイクルです。このうちどこかのステップを止めてやることができる物質があれば、ウイルスのライフサイクルを断ち切る抗ウイルス薬として使えるのです。

抗ウイルス薬には特異性があって、特定のウイルスにしか効かない場合がほとんどです。しかし、似た種類のウイルス同士なら、ある程度の効果が期待できます。なので、新型コロナウイルスのときには、種類が違うとはいえ、RNAウイルス仲間であるインフルエンザウイルスやエボラウイルスに対する薬が最初に試みられたのです。

ワクチンもない、薬もない、となると、個人で予防対策をとるしかありません。新型コロナウイルスは、飛沫感染と接触感染なのですから、その二つから身を守ればいい、ということになります。それぞれ、感染した人には近づかない、手洗い・アルコール消毒をするのが有効であることは、先に書いたとおりです。

マスクについては、うつされないため、というよりは、うつさないために着用すると考えたほうがいいでしょう。マスクをしているときもいないときも咳エチケットを守って、肘《ひじ》の内側に咳をすることも心がけましょう。

「新しい」感染症は、どう生まれる？

新型コロナウイルスによる感染症やＳＡＲＳといった、それまで知られていなかったウイルスによる新しい感染症のことを「新興感染症」といいます。ＷＨＯ（世界保健機関）は、１９７０年以降に増加した感染症を新興感染症と定義しています。他に、アフリカで流行ったエボラ出血熱、エイズ、南米でのジカ熱などがあります。そのような新しい感染症が出現してきたのは、都市化と交通の発達のせいだとされています。なぜでしょう？

アフリカなどで都市が拡大するときには、周囲の森林が切り開かれることがよくあります。そうすると、以前はあまり接触のなかった動物と人間とが接触する可能性が高くなります。そのような状況になると、動物が持っていた病原体に人間が感染することがあるのです。ＨＩＶの出現はそのような例であることがわかっています。

また、交通が未発達だと、ある場所で局所的な感染爆発がおきても、その病原体が遠くへ運ばれたりすることはなく、現地で収束します。しかし、今回の新型コロナウイルスの例でもわかるように、いまや大量高速輸送時代なので、一気に感染が世界中に拡がってしまい、パンデミックになることがあるのです。

SARSウイルスは、ハクビシンからヒトに感染したことがわかっています。ハクビシンは、「白鼻芯」と書くことからもわかるように、鼻筋の白い、見かけが狸《たぬき》に似た猫《ねこ》の親戚《しんせき》です。中国では食用にされることもあります。ただ、SARSウイルスはもともとコウモリのウイルスで、それがハクビシンを介《かい》してヒトにうつったのではないかと考えられています。MERSウイルスは先に書いたようにラクダからです。

新型コロナウイルスもおそらくコウモリ由来だろうとされています。その理由は、コウモリに感染するコロナウイルスの遺伝子が新型コロナウイルスの遺伝子に似ているからです。コウモリ、いつも犯人でなんだか気の毒ですね。はっきりわかっているわけではありませんが、コロナウイルスのエンベロープにあるスパイクタンパク質——細胞への侵入に必要なタンパク質——が遺伝子の変異で進化し、ヒトに感染しやすくなったのではないかと考えられています。そんな進化、していらんのにね。

オオカミが来た！

新興感染症は、どんな病気が、いつ、どこで発生するか、予測することは不可能です。それでも、どのような病原体が新興感染症を引きおこす可能性が高そうかというのは、これまでの研究からわかっています。いちばん危ないとされているのはインフルエンザウイルスです。第一次世界大戦最後の年、１９１８年にパンデミックがおきました。逆に、そのパンデミックが第一次世界大戦の終結を早まらせたとも考えられているほどです。

それから2年くらいの間に当時の世界人口の4分の1である5億人が感染したとされています。亡くなった人数については、推定に幅があるのですが、千数百万人から1億人。いちばん少ない数をとっても相当な人数です。

インフルエンザウイルスと書きましたが、その病気が流行ったころには、まだ原因は不明でした。なので当時は「スペイン風邪」と呼ばれていました。あまり知られていませんが、スペイン風邪がウイルスによるということを発見したうちのひとりは山内《やまのうち》保という日本人でした。

イギリスの『ランセット』という医学雑誌に発表された山内の論文を見ると、スペイン風邪の患者の痰を集めて、濾過器《ろかき》を通過させて細菌を除去したサンプルを咽頭《いんとう》――のどの奥――に接種しています。そうしたら感染した、というのです。なんか、すごくないですか？　この研究にはボランティアを募ったようですが、完全な人体実験ですし、下手をしたら命にかかわります。あまりに危険すぎますから、今なら倫理的な問題があるからと絶対に認められるはずのない研究です。

少し話がそれましたが、インフルエンザに関しては、そういう歴史がありますし、後に書くように、新しい型の非常にできやすいウイルスなので、新興感染症を引きおこしうる病原体のナンバーワンです。実際、２００９年に、新型インフルエンザ——これは本来なら豚《ぶた》に感染するインフルエンザウイルスによる感染——のパンデミックもありました。こういったことがあったので、日本では抗《こう》インフルエンザ薬の備蓄《びちく》が行われています。

コロナウイルスに関しては、二度あることは三度あるじゃないですけれど、すでにＳＡＲＳとＭＥＲＳのアウトブレイクがあったのですから、新型のウイルスが出現する可能性の高いウイルスであることは間違《まちが》いありませんでした。なので、以前から、新しいタイプのコロナウイルスの出現には十分に備えをしておくべきだと警告する学者もおられました。しかし、残念ながら、その警告はいかされなかったのです。そこには油断があったと思います。イソップ物語の『オオカミ少年』みたいになっていたのかもしれません。

羊飼いの少年が、退屈《たいくつ》しのぎに「オオカミが来た！」とウソをつきます。村人たちはオオカミをやっつけに行きますが、オオカミなどいません。村人たちの大騒ぎが面白かった少年は、同じイタズラを繰《く》り返します。そのうちに、何度もだまされた村人たちは「オオカミが来た！」と聞いても反応しなくなります。ところが、ある日、本当にオオカミが来てしまいます。もちろん少年は「オオカミが来た！」と大声を出しますが、もう村人は信じません。そして、羊はすべてオオカミに食べられてしまいました。おしまい。という話です。

幸いなことに、日本にはＳＡＲＳもＭＥＲＳも感染爆発をおこしませんでした。豚インフルエンザもたいしたことはありませんでした。どちらも結構な大騒ぎだったのですが、日本ではなにもおこらなかったのです。なので、なんとなく大丈夫《だいじょうぶ》なんじゃないか、という気の緩《ゆる》みがあったのだと思います。

お隣の台湾と韓国は違いました。台湾ではＳＡＲＳ、韓国ではＭＥＲＳの大感染がありました。なので、そのときに、次の場合への備えができていました。新型コロナウイルス感染症では、その経験のおかげで、いろいろな対策が迅速にうまく立てられたのです。次に日本でパンデミックがおきるようなことがあれば、今回の新型コロナウイルス感染症の経験を十分に活かさないと絶対にダメですね。

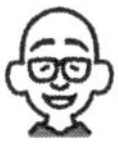

人類が撲滅《ぼくめつ》した唯一の病気――天然痘《てんねんとう》

最近猛烈《もうれつ》に流行った病気のつぎは、地球上からなくなった病気、天然痘《てんねんとう》の話をしましょう。

なくなった病気の話なんか聞いてもしかたない、とか思わないでください。いちばん初めにできたワクチンは天然痘に対するワクチンですし、一つの病気を撲滅《ぼくめつ》したのは人類の偉大《いだい》なる勝利なんですから。

天然痘はどんな病気？

天然痘、あるいは、疱瘡《ほうそう》、痘瘡《とうそう》とも呼ばれる病気は、天然痘ウイルスによる感染症です。天然痘ウイルスはエンベロープを持つＤＮＡウイルスで、サイズは２００～３００ナノメートルと、かなり大型です。

感染したら、発熱があった後、まずは顔や口の中に、つぎに全身に発疹《ほっしん》が現れます。発疹には膿《うみ》がたまって、かさぶたになります。死亡率が約30％ですから、恐《おそ》ろしい病気です。そして、治っても、からだ中にかさぶたのあとが「あばた」になって残ります。

昔から「惚《ほ》れてみたらばあばたもえくぼ」という、そのあばたです。知りませんか？　好きになったら欠点でもよく見える、という意味です。あばたは漢字で書くと痘痕です。痘は天然痘の痘、痕は「痕跡《こんせき》」とかで使いますね。痕の訓読みが「あとかた」ですから、文字通り天然痘のあとにできた「あとかた」があばたです。いくら好きな子ができても、あばたがえくぼに見えるとはさすがに思いにくいんですけど、どうでしょう。

歴史的には、紀元前12世紀に死んだ古代エジプト王朝のラムセス5世が、天然痘で亡くなったことが確認されている最古の例です。ミイラが残されていて、その顔に天然痘のあとがあったことからわかっています。なんか、これってすごくないですか。

日本には、中国・朝鮮からの渡来人が多くなった6世紀に入ってきたと考えられています。そして、奈良時代、天平年間に大流行しました。大仏が作られた理由の一つはこの疫病を追い払うことでした。天然痘なしさ《743》の７４３年に詔《みことのり》が出されて、なんとご《752》つい大仏さんの７５２年に開眼供養《かいげんくよう》がなされていますから、9年がかりの大事業でした。

どれくらいの死亡者が出たかはわかりませんが、一説には１００万人から１５０万人、当時の人口の25～35％にも及んだのではないかとされています。すごすぎます。そのころは、「豌《えん》豆瘡《どうそう》」という言葉が使われていました。エンドウ豆くらいの大きさのできものができるのでそう呼ばれたようです。そんなできものが全身びっしりできた写真を見ると身の毛もよだちます。参考資料として写真を載《の》せようかと思ったのですが、気色悪いと思われて本の売れ行きに影響《えいきょう》したらあかんのでやめておきました。

歴史的に最も有名な天然痘の大感染は、南アメリカ大陸でのものです。東洋の国《1492》と思ったコロンブス、１４９２年まで、ヨーロッパなど他の大陸とアメリカ大陸は行き来がありませんでした。スペインからの征服者《せいふくしゃ》は、武器や馬だけでなく、はしか（麻疹《ましん》）や天然痘のウイルスを持ち込みました。もともとアメリカには存在しなかったウイルスだったので、北米のアメリカ原住民、南米のアステカ、インカ帝国の人々はことごとく天然痘にかかりました。アステカでは2500万人ほどいた人口が100万人ほどにまで減少し、インカ帝国では60～94%が死亡したとされています。これだけたくさんの人が亡くなってしまったのですから、スペイン人の武力攻勢《こうせい》がなくとも、帝国の維持《いじ》はできなかったのではないかと考えられているほどです。

解剖医《かいぼうい》ジョン・ハンターを知っていますか

天然痘を撲滅できた最大の理由は有効なワクチンがあったからです。イギリスの医師エドワード・ジェンナー（1749－1823年）がそのワクチンを開発しました。ウイルスはもちろん、細菌が病気を引き起こすことすら知られていなかった時代、日本では江戸《えど》時代、『解体新書《かいたいしんしょ》』を著した杉田玄白《すぎたげんぱく》が生きていたころの話です。

面白いので、ジェンナーの前に、その師匠《ししょう》の話から始めましょう。とてつもない変人にして天才医学者であったジョン・ハンターという人です。イギリス一の腕前《うでまえ》の外科医として有名だったのですが、ちょっと恐ろしいところもありました。当時のイギリスでは、私塾《しじゅく》のようなところで医学教育が行われていました。ハンターは、そんな学校の一つで解剖《かいぼう》を教えていたのですが、実習用の遺体がたりません。なので、勝手に墓を掘《ほ》り起こして遺体を集めていたというのです。遺体泥棒《どろぼう》、もちろん犯罪です。

他にもすごい逸話《いつわ》がたくさんあるのですが、もう一つだけ紹介しておきます。ハンターはいろいろな動物を飼育したり、標本を集めたりするのが趣味《しゅみ》でした。そのコレクションに欲しくなったものがあります。それはなんと人間の骨格標本、巨人《きょじん》、ものすごく大きい人の骨格標本です。身長が230センチメートルもあった「アイルランドの巨人」、チャールズ・バーンという男に目をつけます。

ハンターは、酒浸《さけびた》りのバーンがもうすぐ死ぬと診断《しんだん》して、お金を払うから、死んだら遺体を欲しいと願い出ます。どう考えても常識外れの申し入れです。しかし、バーンは死んでから見世物になるのを嫌がり、棺《ひつぎ》に鉛《なまり》をつめて海に沈《しず》めてほしいと友人に頼《たの》みます。それでもハンターはあきらめません。借金までして葬儀《そうぎ》屋《や》にお金を払《はら》い、棺を運ぶ友人たちを泥酔《でいすい》させ、石とすり替えて、バーンの遺体を手に入れます。完全に犯罪ですよね、これも。

グラスゴーにハンテリアン博物館という博物館があります。ハンテリアン、すなわちハンターの博物館で、そこにはハンターが集めた品々が展示されています。あわれなバーンの骨格標本は、そのいちばん目立つところに展示されることになりました。ことの経緯《けいい》が経緯なので、展示をやめて、安らかに眠らせてあげるべきだという意見もあるようです。できたらそうしてあげてほしいと思っています。

ハンターの話は『解剖医　ジョン・ハンターの数奇《すうき》な生涯《しょうがい》』（河出文庫）という、むちゃくちゃ面白い本にまとめられています。興味のある人はぜひ読んでみてください。

図6｜カッコウのヒナとオオヨシキリ

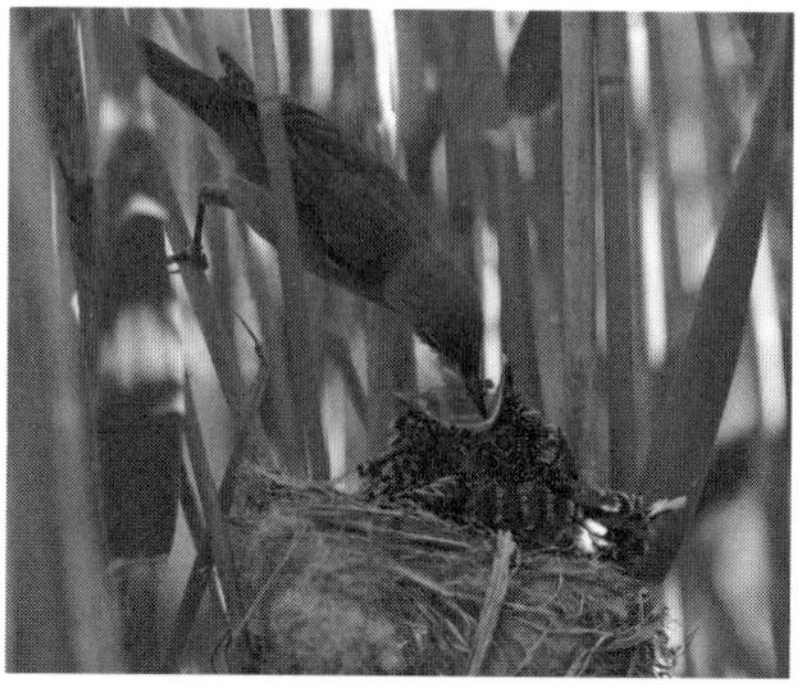

オオヨシキリは、自分よりもはるかに大きく育ったカッコウにエサを運んできます。©David Tipling/amanaimages

話が長くなりましたが、ジェンナーはそのハンターの愛弟子《まなでし》でした。よほど気に入られたのか、21歳のとき、ハンターの家に初めての住み込みの弟子として入ったほどです。日本の落語家さんとかでいうところの「内弟子《うちでし》」です。3年間の修行の後、故郷へ帰って医師となります。そして、ハンターの教え「Don't think, try.（考えるな、試みよ）」を実践《じっせん》して天然痘のワクチン＝種痘の開発に成功します。

種痘を開発する前に、ジェンナーは面白い発見をしています。それはカッコウの托卵《たくらん》です。

カッコウというのはずるい鳥で、自分の卵を温めたり、世話をしたりしません。そのかわりに、オオヨシキリという鳥の巣に卵を産み付けるのです。カッコウの卵はオオヨシキリの卵とそっくりなので、オオヨシキリは、そうとは知らずに自分の卵と間違えてカッコウの卵を温めます。

オオヨシキリよりカッコウのほうが少し早く孵化《ふか》してヒナになります。なんと、生まれたてのカッコウのヒナは、背中にオオヨシキリの卵をのせて、巣の外へ放り出します。まるで悪魔《あくま》です。本能的にそうするようにできているのですが、なんとも恐《おそ》ろしい本能です。あわれオオヨシキリの親はそれに気付かず、せっせとカッコウに餌《えさ》を運びます。

不思議なのは、カッコウのヒナがオオヨシキリのヒナにまったく似ていないこと、それに、カッコウはオオヨシキリの親鳥よりもずっと大きく育つことです。小さなオオヨシキリが、ヒナといっても自分より大きなカッコウに餌を運ぶ写真（図6）、ちょっとびっくりしませんか？

ジェンナーはカッコウのこの邪悪《じゃあく》な企《たくら》みを発見して報告しました。その業績で、世界最古の科学に関する団体、イギリスの王立協会のメンバーになります。田舎の開業医さんがアマチュア科学者として、錚々《そうそう》たるメンバーの王立協会の一員になったのです。

話がそれてしまいましたが、ジェンナーさんってどんな人だったか、ちょっとわかったような気がしませんか。

「免疫学の父」エドワード・ジェンナー

いちど天然痘（＝人痘、ヒトの天然痘）にかかると二度とかからない、ということは紀元前から知られていました。なので、人為《じんい》的《てき》に天然痘を発症させる「人痘種痘《じんとうしゅとう》」が中国やトルコで開発されました。周到《しゅうとう》な準備をして感染させる、とはいえ、天然痘を発症《はっしょう》させるのですから、死ぬ可能性もあります。それでも、タイミングを見計らって体調のいいときに感染したほうが、自然に感染するよりは死亡率が低いからと行われたのです。死ぬ危険性がある予防法をとりたくなるほど、天然痘は恐ろしい病気だったということです。

　そんな時代、ジェンナーはあることに気づきました。牛痘という病気があります。イギリスで時々流行る牛の病気、いわば牛の天然痘です。牛の乳搾《ちちしぼ》りや世話をする人は、その病気にかかることがあります。しかし、たとえかかっても、微熱《びねつ》とだるさ、それから発疹ができる程度で自然に治ります。

　ジェンナーは、牛痘にかかったことがある人は天然痘にかからない、ということを利用できないかと考えました。以前にもこのことに気づいた人はいたのですが、それを証明し、応用しようとはしませんでした。しかし、ジェンナーは違いました。師匠であるハンター仕込みの医学と博物学の知識で考えぬき、その教えのとおりに試みたのです。

　ジェンナーが住んでいたバークレイの住民にまず人痘種痘が行われました。その結果、かつて牛痘に罹った人は人痘を接種されても症状が出ないことを確認できました。機は熟したのです。１７９６年５月、牛痘に感染した乳搾り女の痘疹《とうしん》（牛痘ウイルスの感染によってできた皮膚《ひふ》の発疹）から液体を採取し、８歳の少年に接種します。うまいぐあいに少年は牛痘を発症しました。そして１ヶ月半後、その少年に人痘種痘を行います。しかし、その少年は天然痘を発症しませんでした。種痘、すなわち、天然痘ワクチンの誕生です！

　そして多くの子どもに接種してすぐに拡がり、といいたいところなのですが、そうはいきませんでした。というのは、その年は、もう牛痘が流行らなくなってしまい、種痘のタネが入手できなくなってしまったからです。なので、次の試みは翌年にもちこされましたが、今度は牛痘を子どもから子どもへ次々と接種し、その有効性を確認できました。そしてジェンナーは、それらをまとめた成果を１７９８年に発表します。堂々たる論文でした。

　昔は、ジェンナーはとっても偉い人なので、危険性を考えて、最初は自分の子どもに接種した、といわれていました。ひょっとしたら、皆さんのお父さんやお母さんもそう信じ込んでおられるかもしれません。しかし、それは真実ではなくて、よその子どもへの接種でした。偉《い》人《じん》伝《でん》には、えてしてそういうウソ、偉人をさらに大きく見せるようなウソ、が忍び込んでいることがあるので、注意が必要です。

　ジェンナーも偉かったけれど、それを受け入れた近所の人たちも偉かったことを忘れてはいけません。こういう「臨床《りんしょう》研究《けんきゅう》」には、新しい方法を考え出した人だけでなく、その方法の「実験台」になってくれる人たちの理解と役割も大切なのです。ジェンナー先生、普《ふ》段《だん》のお医者さんとしての行いから、きっと周囲の人たちに信頼《しんらい》され、慕《した》われていたんでしょうね。

　免疫学などまったくなかった時代です。しかし、ワクチンは、免疫の働きを利用した偉《い》大《だい》な発見です。なので、ジェンナーは免疫学の父と呼ばれています。種痘によって救われた命はいったいどれくらいの数になるのでしょう。その偉大な発見はいくら称《たた》えても称えすぎることはありません。

種痘は日本でどう拡がったか

種痘は安全性が高く、効果もすばらしい、ということで、またたく間に世界中に拡がります。新大陸には１８０３年に出発しました。そのころのことですから、当然、船を利用するしかありません。ウイルスの適当な保存法がなかった時代、どうやって運んだと思いますか？

なんと、天然痘にかかったことがない8歳から10歳の少年22人を乗せて、10日ごとに牛痘を植え継いでいったのです。みんな孤児《こじ》だったようです。ある子どもに接種して膿疱（膿の入った水ぶくれ）ができたら、その中の液を次の子に接種していく、というやり方です。途中《とちゅう》で絶えてしまったらだめなので、２人ずつに植え継いでいきました。そんなことのためだけに、ヨーロッパから南米まで連れていかれたらたまりませんね。今なら、とんでもなく大きな人権問題です。

同じようなやり方で、１８０４年には東南アジアへ、１８０５年には中国へと種痘のタネである痘苗《とうびょう》がわたってきました。日本への運搬《うんぱん》も何度か試みられましたが、なかなかうまくいきません。当時の江戸幕府は鎖国《さこく》をしていましたから、植え継ぐための子どもを船に乗せて、などということはできなかったためです。

日本の医学はもともとが漢方、中国の医学でした。しかし、江戸時代の中期から、ヨーロッパの医学も次第に取り入れられるようになっていきます。そのような医学の使い手は、鎖国中、唯一《ゆいいつ》交流があった国であるオランダにちなんで、蘭方医《らんぽうい》と呼ばれました。オランダを漢字で書くと和蘭陀であることから、そういいます。

蘭方医たちは、種痘なるものが開発されたということをオランダ発・出島経由の書物から知ります。日本でも、天然痘は何度も流行したことがあったので、蘭方医たちもその恐ろしさを十分に知っていました。なので、種痘の素晴らしさをすぐに理解し、種痘情報ネットワークを作っていきます。１８４９年、蘭方医たちの願いがようやくかない、使うことのできる痘苗が長崎に届きました。牛痘でできた「かさぶた」が到着《とうちゃく》したのです。そして、子どもから子どもへと植え継がれていきました。

ジェンナー周辺の人たちは協力的でしたが、日本の庶民《しょみん》は必ずしもそうではありませんでした。皮膚に傷をつけて牛の病気の種をすり込むので、種痘を受けると牛になってしまうなどという噂《うわさ》までたちました。ほんまにそうなったらおもろいのになぁ、とか、そんなことを思っている場合ではありません。これは大問題でした。なぜなら、植え継ぐ子どもが絶えてしまったが最後、種痘の元である痘苗も絶えてしまうからです。

そんなとき、大きな役割を果たしたのが、佐賀藩《はん》の殿様《とのさま》、鍋島直正《なべしまなおまさ》でした。真っ先に、我が子に種痘をうけさせ、それによって種痘にお墨付《すみつ》きを与《あた》えたのです。こういうこともあって、種痘は日本中に拡がっていきました。

　漢方医たちが先祖代々の医家で裕福《ゆうふく》な人が多かったのに対して、種痘の導入に活躍《かつやく》した蘭方医たちの多くは百姓《ひゃくしょう》あるいは下級武士の出身でした。そういった人たちが、自分のためではなく、名声のためでもなく、ただ、みんなが天然痘にかからないようにしたい、というだけの熱意をもって必死でがんばったことには、本当に頭が下がります。

　この本を読んでいる人の中には、医師になりたいと思っている人もいるでしょう。もし将来、お医者さんになる日が来たら、このエピソードは必ず心に留めておいてほしいと思います。

天然痘の撲滅

　いろいろな感染症、世の中から無くなってほしいですよね。でも、そんなに簡単なことではありません。なにしろ、これまでに撲滅された感染症は天然痘しかないのですから。

と、どこにも書いてあります。しかし、厳密にいうと正しくありません。撲滅された「ヒトの」感染症は天然痘だけ、というのが正確です。じつは、もう一つ、牛疫という牛のウイルス性疾患も2011年に撲滅が宣言されています。名前は似てますが、種痘のもとになった牛痘ではなくて、牛疫。まったく違う病気です。これにもワクチンが大きな役割を果たしました。

ＷＨＯで天然痘を撲滅しようと最初に提案されたのが１９５８年です。当時は、そんなこと不可能だと考えた人も多かったようです。しかし、撲滅運動が積極的に進められ、東アフリカにあるソマリアで１９７７年10月26日に発症したマオ・マーランさんが自然発症の最後の患者になりました。ある病気の最後の患者って、ヒーローみたいで妙《みょう》にかっこいい感じがしませんか？

ソマリアが最後まで天然痘の残った国になったのは、遊牧民が多かったためとされています。たしかに、あちこちを遊牧してる人にはワクチンの接種をしにくいですね。マーランさんは、病院の料理人として、天然痘撲滅に協力していた人です。なのに、なぜか種痘を受けていなかったのです。あきませんわなぁ、それは。で、天然痘患者の輸送を手伝ったときに感染してしまいました。それ以後、自然感染がなかったので、マーランさんの発病からちょうど２年たった日に、ＷＨＯは天然痘の根絶を高らかに宣言しました。ちなみに、マーランさんはワクチン接種を勧める活動家になりました。よほど懲《こ》りて、種痘を受けずに天然痘最後の患者になってしまったことを反省していたのかもしれませんね。

なによりも撲滅に重要だった要因は、天然痘ワクチン、種痘があったことです。でも、ワクチンがあるというだけで、その病気をなくすことはできません。ある感染症を撲滅するためには、さらに二つの性質が重要だとされています。

その一つは、不顕性感染が少ないこと。いいかえると、感染した人を常に見つけ出すことができる、ということです。症状を出さない感染者がいれば、そういう訳にはいきません。症状を持っていない人からうつって、また症状のない人が出てというように、ウイルスが拡まり続けるようなことになりかねないからです。天然痘の場合、感染したら高率で発症するので、そういったことはおこりません。

もう一つは、ヒト以外の宿主がないこと、すなわち、他の動物にうつらないこと、です。もし他の動物にうつって、そこで流行ったら、その動物からヒトへの感染がおきる可能性があるためです。

天然痘は、

・ワクチンがある
・不顕性感染が少ない
・ヒト以外の宿主がない

という条件がそろっているので撲滅できました。現在、ポリオ（急性灰白髄炎《きゅうせいかいはくずいえん》、小児まひ）と麻疹（はしか）の根絶も視野に入ってきていますが、なかなか難しそうです。これら二つの病気については、また後でお話ししましょう。

とっても怖い生物兵器とバイオテロリズム

毒ガスのような化学兵器、および、ウイルスや細菌、あるいは、細菌がつくり出す毒素などを用いた生物兵器は、国際法で禁止されています。これら二つと核兵器《かくへいき》をあわせた三つが大量破壊兵器です。化学兵器は毒ガスが第一次世界大戦でドイツによって、核兵器は第二次世界大戦でアメリカ合衆国によって広島と長崎で使用されました。幸いなことに、生物兵器は使用されたことはありません（あるいは、少なくともないとされています、が正しいかもしれません）が、使用されると、核兵器以上に甚大《じんだい》な被害《ひがい》をおよぼすのではないかと危惧《きぐ》されています。

バイオテロリズムという言葉を聞いたことはあるでしょうか。バイオは生物の意味で、テロリズムはテロと略されることも多いのですが、政治目的に暴力や恐怖《きょうふ》を使うことをいいます。バイオテロリズムは、その二つの合成語で、生物兵器を用いたテロリズムのことです。

どうしてここでそんな話を始めたかというと、天然痘ウイルスがバイオテロリズムに使われると恐ろしいことになるのではないかと考えられるからです。日本では１９７６年以降、種痘は行われていませんから、人口の半分くらいは天然痘に対する免疫がありません。なので、誰《だれ》かとんでもないワルモノがいて、天然痘ウイルスをまき散らしたら、あっという間に拡まってしまう可能性があるのです。

もうウイルスが無くなったんだから大丈夫じゃないの、と思うかもしれません。天然痘という病気は根絶されましたが、そのウイルスは、いずれ研究に必要になるかもしれないので、WHOの管理下で、世界中の2ケ所で保存されています。アメリカ合衆国のアトランタにあるCDC（疾病予防管理センター）と、ロシアの中央部ノヴォシビルスクにある国立ウイルス学・生物工学センターにある超低温《ちょうていおん》の冷凍庫《れいとうこ》の中です。

厳重に警戒《けいかい》されていますから、盗み出されることはないはずです。しかし、生命科学の進歩は著しく、人工的に天然痘ウイルスを作ることができるかもしれません。すでに、馬の天然痘ウイルスを作ることができる、という論文が報告されています。なんだか、考えただけで背筋が寒くなってくるような話です。

いちばん身近なウイルスの病気——風邪

ちょっと恐ろしい話になったので、お次はほっこりと風邪引きでいきましょう。さて、ひさしぶりに問題です。南極の基地では風邪を引きやすいでしょうか。どう思います？

引きやすいどころか、引かない、というのが正解です。寒いのにどうしてかって？　風邪というのは、風邪の原因になるウイルスによる感染症です。南極の基地では、人の出入りがないからウイルスが持ち込まれません。なので、風邪の引きようがないのです。考えてみればあたりまえなのですが、医学部の講義でこれを教えてもらったときはかなり衝撃を受けました。

風邪ってどんなウイルス？

　では、風邪引きってなんでしょう？　ごくおおざっぱにいうと、ウイルスが原因の上気道感染症です。上気道、わかりますか？　気道というのは、空気の通り道です。それが、上と下に分けられます。鼻から鼻腔（鼻の穴）、のどの奥（咽頭《いんとう》）、そして、のどぼとけのあたり（喉頭《こうとう》）までが上気道です。ここから先が下気道で、気管から気管支、細気管支と分かれて、肺へと至ります。前にも出てきましたが、これらを全部ひっくるめて、呼吸器です。

　風邪引きをおこすウイルス、なんと２００種類以上もあることがわかってます。むちゃくちゃ多いです。いちばん多いのはライノウイルスで、風邪の3〜4割がライノウイルスによるとされています。「ライノ」は、もともとがギリシャ語で鼻とか鼻腔、鼻の穴、という意味です。無理矢理に訳したら鼻ウイルス。なんとも風邪引きにふさわしいような気がします。ちなみに、動物のサイのことは英語でライノセロスといいます。セロスは角のこと。鼻に角でサイ、わかりやすいです。英単語は、こういう語源からの成り立ちを知っていたら、ずいぶんと楽に覚えられます。

　話がそれましたが、風邪の原因として2番目に多いのがコロナウイルスです。新型コロナウイルスが流行りだしたころに、わたしも含めて、ちょっと重症の風邪引きとちゃうんか、とか、暖かくなったらおさまるやろ、と思った人が多かったのは、それが理由です。あと、ＲＳウイルスとかアデノウイルスとか、風邪の原因ウイルスにはいろいろあります。

じつは、風邪の研究はあまり進んでいません。下手したら年に何回もかかるのに、どうしてって思うかもしれません。その理由の一つは、原因になるウイルスが２００種類以上もあることです。いちいち研究してもきりがありません。もう一つの理由は、ほうっておいても治る、ということです。ほとんどの場合、4～5日もあれば治ります。そういう病気って、研究する人がいないんですよねぇ。どうしても、がんとか心臓病とか派手な病気（?）に目がいきがちです。

風邪を引いたらどうなるか？

風邪にかかったことのない人はいないでしょうから、その症状は知ってるでしょう。鼻水、鼻づまりといった鼻の症状、喉の痛み、発熱、頭痛、倦怠感《けんたいかん》（なんとなくしんどい）とかです。これはウイルスが細胞の中に入って悪さをして、炎症反応《えんしょうはんのう》がおきるからです。

また、新しい言葉が出てきました。炎症っていう言葉、ときどき使いませんか？　ケガをして炎症をおこしてる、とか。炎症ってなにって聞かれて答えられますか？　これは意外と難しい質問で、医学生でもイメージしにくいという学生がけっこういるくらいです。ここでも広辞苑を引いてみると「組織の傷害に反応して、身体の一部に発赤・腫脹《しゅちょう》・灼熱《しゃくねつ》・疼痛《とうつう》などを起こすことと、それに伴《ともな》う症状の総体。サイトカインなど生理活性物質の、血管内外への作用による。異物の侵入阻止や異物化した組織の排除をしようとする生体の防御反応も含む。」とあります。

　高校の生物で習いますが、「組織」という言葉が少しわかりにくいかもしれません。テレビのヒーローものに出てくる悪の組織とかじゃなくて、からだの中の組織です。これもついでに調べてみると「ほぼ同形・同大で、働きも似通った細胞の集団。集まって器官を構成する。動物では結合組織・筋組織・神経組織、植物では柔組織《じゅうそしき》・表皮（組織）などがある。」とあります。細胞以上、臓器未満、といったところでしょうか。細胞が寄り集まって何らかの働きをする構造単位が組織です。

　なので、炎症というのは、そういった意味での組織が傷んだときにおきる現象のことです。発赤、腫脹、灼熱、疼痛を「炎症の４主徴《しゅちょう》」といいます。ケガをして傷ができて炎症がおきたときのことを思い出したらイメージがわくかと思います。ふぅ、ちょっと長くなったけど、炎症ってどんなものかわかってもらえましたか？

風邪には、どのような治療法があるでしょう？　ひとことでいえば、ありません。身も蓋《ふた》もないようですが、ないものはしかたありません。抗生物質《こうせいぶっしつ》があるんじゃないですかと思った人、間違いです。抗生物質は細菌をやっつける薬であって、ウイルスには効きません。だから、「あぁ風邪ですね、抗生物質を出しておきましょう」などというお医者さんは藪《やぶ》医者です。不必要な抗生物質の投与は耐性菌《たいせいきん》を作りだしかねないので、投与しなくていい、ではなくて、してはいけないのです。これについては第3章で詳しくお話しします。

でも、風邪薬っていっぱいありますよね。どうしてでしょう。ああいった薬は風邪そのものを治すのではなくて、鼻水や咳を止める、あるいは熱を冷ます、といった、症状を抑える薬です。そういった薬は、症状に対する薬ですから、対症療法薬《たいしょうりょうほうやく》といいます。

では、どうしたらいいか。暖かくして、ゆっくり休む、しかありません。日本では、風邪を引いたらお風呂《ふろ》にはいったらダメといいますが、ぬるま湯につかったほうがいいという国もあります。ビタミンCがいいと聞いたことある人もいるでしょうけれど、それも効果は証明されていません。

一つだけ面白い論文があって、本当かどうかわかりませんが、いいお医者さんに心から優しくしてもらうと1日早く治るそうです。風邪を引いたら無理をせずに学校を休んで誰かに優しくしてもらうのがいちばんということです。

風邪を引かない生活はできる？

治療法がないのですから、予防するしかありません。では、どうするか。風邪のウイルス、種類がたくさんありますが、基本的には飛沫感染と接触感染でうつります。新型コロナウイルスと同じです。少し意外な気がするかもしれませんが、飛沫感染よりも接触感染のほうが多いと考えられています。なので、風邪でもやっぱり手洗いが大事です。

もう一つは、他の人にうつさないようにすることで、ここでも、咳を肘《ひじ》の内側にする咳エチケットとマスクです。マスクは、自分がうつらないようにするには、それほど効果がないとされていますが、他の人にうつさないようにするには、ある程度の効果があります。

上気道から感染するのですから、ウイルスのついた手を鼻や口に持っていかなかったらいいのです。けれど、人間というのは無意識のうちに顔を触ることが多いので、なかなか難しいようです。どれも、新型コロナウイルスのところで書いたのと同じですね。

風邪を引いた人は、あちこちにウイルスをまき散らしているかもしれません。飛沫によるまき散らしは、咳エチケットとマスクである程度防げます。でも、知らぬ間に、手で触ったところにウイルスをつけてしまうことがあります。なので、家に風邪の人がいるときは、手で触れやすそうな場所をこまめに消毒するのも予防に有効です。

新型コロナウイルスにはアルコール消毒が有効という話をしました。理由を覚えてますか？そう、コロナウイルスは、タンパク質と核酸をエンベロープという膜が覆《おお》っているからでした。逆にいうとアルコールはエンベロープで覆われていないウイルスにはあまり効きません。たとえば、風邪の原因としていちばん多いライノウイルスはエンベロープを持たないのでアルコールは効きません。なので、一般論として、風邪引きの予防には、アルコール消毒よりも、まずは手洗いが大事ということになります。

変身しやすいやっかいなウイルス——インフルエンザ

風邪を意味する医学用語は「感冒《かんぼう》」です。単なるイメージですけど、風邪より感冒の方がなんとなく賢《かしこ》そうな気がします。似た言葉に、流行性感冒というのがありますが、これはインフルエンザのことです。縮めて「流感」ということもあります。ちなみに、英語では、インフルエンザのことを「フル」と短く言ったりします。

ここまで説明してきた風邪とインフルエンザとは違います。では、インフルエンザとはなにかというと、インフルエンザウイルスの感染によって引きおこされる感染症のことです。症状は風邪に似たところもありますが、高熱が出る、頭痛がする、関節痛がある、だるさが強いという特徴があります。逆に、鼻汁や喉の痛みなどは、風邪に比べて少なめです。

インフルエンザの型ってなに？

インフルエンザウイルスは、エンベロープに覆われた、直径が80～１２０ナノメートルのＲＮＡウイルスです。どうです？　ざっくりと意味がわかりましたか？　わかったらたいしたもの、ここまで読んだ甲斐《かい》があったというものです。数種類のタンパク質とＲＮＡ、膜からできていますが、ヒトへの感染で特に大事なのは、ヘマグルチニンと、ノイラミニダーゼという酵素で、どちらもタンパク質です。より正確には、糖のくっついたタンパク質なので糖タンパク質といいます。

ヘマグルチニンは、ウイルスの表面、ですから、エンベロープの表面にある糖タンパク質で、宿主の細胞表面にあるシアル酸という物質に結合して細胞膜と融合《ゆうごう》します。ですから、ウイルスの細胞内への侵入に必須です。ヘマグルチニンというのは、「ヘム＝血液」と「アグルチニン＝凝集素《ぎょうしゅうそ》」で、赤血球に混ぜると塊《かたまり》（凝集）を作る、という意味からつけられた用語です。

ノイラミニダーゼは、シアル酸を分解する酵素です。インフルエンザウイルスが細胞の中へ入る時に利用するシアル酸ですが、ウイルスが細胞の中で増殖して、最後に細胞から出ていく時には、逆に邪魔《じゃま》になります。なので、インフルエンザウイルスが細胞から出ていくにはシアル酸を取り除く必要があって、そのための酵素です。ヘマグルチニンが侵入に必要なのとは逆に、ノイラミニダーゼはウイルスの放出に必要なタンパク質なのです。

インフルエンザウイルスにはA型、B型、C型の三つがあります。いちばんやっかいなのはA型です。というのは、種類がたくさんあるのと、性質を大きく変えるという特徴を持っているために、スペイン風邪のような大流行を引きおこすことがあるからです。これについては、次に詳しく説明します。B型は毎年のように流行しますが、A型に比べると種類が少ないし、大きく性質が変わることもありません。C型は感染する力が弱いし、あまりたいした症状を引き起こさないので、大きな問題にはなりません。また、A型はヒト以外の動物、鳥類などに感染しますが、B型とC型はヒトだけを宿主にします。

さて問題のA型は、ヘマグルチニン（HA）とノイラミニダーゼ（NA）の型によって、たくさんの種類があります。HAには16種類、NAには9種類あって、H1N1型からH16N9型まで、16×9＝144種類の亜型がありえます。たとえばH1N1型とかは、A、B、Cという大きな三つの型のうちのA型の中のさらに細かい型なので「亜型」といいます。また、たくさんの亜型のうちヒトに感染するのは数種類だけです。

インフルエンザウイルスも変わる

新型コロナウイルスの抗体検査のところで、抗原と抗体の説明をしたのを覚えていますか？

抗原と抗体は、鍵と鍵穴のように高い特異性で結合します。すなわち、ある抗原に対する抗体は、違う抗原には反応しないということです。なので、抗体を用いることによって「抗原性」の違いを調べることができます。どの亜型かは、今は遺伝子の解析で簡単に知ることができますが、昔は、このように抗原性の違いで調べていました。

インフルエンザウイルスのやっかいなところは、その遺伝子に変異がおきやすいことです。そして、その変わり方には、「抗原連続変異」と「抗原不連続変異」の二種類があります。ここまでの知識を総動員して、その二つを説明してみます。がんばってついてきてください。

抗原連続変異というのは、HAの遺伝子やNAの遺伝子に変異がはいって、すこしだけ変化することです。抗原性は変化しますが、変わり方が少ないので、新しい株になったとはいえ、以前の株に対して作られた抗体であっても、多少は反応することがあります。新型コロナウイルスのところで、ＲＮＡウイルスは複製されるときに変異がおこりやすい、という話をしましたが、その変異はこれと同じ原理です。

もう一つ、抗原不連続変異というのがあって、これはＡ型インフルエンザに特徴的で、より恐ろしい変異です。HAやNAの遺伝子になんらかの変異がはいるのではなくて、違ったHAとNAの組み合わせができることによる変異です。どうしてそんなことがおきるのかというと、Ａ型インフルエンザが、ヒト以外に鳥や豚も宿主にするからです。

豚さんに悪気はないけれど、やっかいなのは豚です。一般的には、鳥のインフルエンザはヒトにはうつりません。しかし、豚には感染します。また、豚はヒトのインフルエンザにも感染します。鳥のインフルエンザウイルスとヒトのインフルエンザウイルスが同時に豚に感染すると、豚の細胞の中で、遺伝子の組み合わせが変わって、これまでになかったまったく新しいインフルエンザウイルスの亜型が出現する可能性があるのです。

たとえばですが、H1N1とH2N2が同じ細胞に感染するとします。そうすると、もともとあったH1N1とH2N2だけでなく、新しくH1N2とH2N1ができてくる可能性があるということです。こういった現象を「組み換え」といいます。たくさんのHAとNAがあるのですから、どんな組み合わせができるかわかりません。

このようにして運悪く、ヒトに感染性がある新しい新型インフルエンザができてしまう可能性があります（図7）。日本の法律では、新型インフルエンザは「新たに人から人に伝染する能力を有することとなったウイルスを病原体とするインフルエンザであって、一般に国民が当該《とうがい》感染症に対する免疫を獲得していないことから、当該感染症の全国的かつ急速なまん延により国民の生命及び健康に重大な影響を与えるおそれがあると認められるもの」とされています。なんか、むちゃくちゃ恐ろしい書き方です。

高病原性鳥インフルエンザウイルスが検出されたので、ニワトリがたくさん処分されました

図７｜インフルエンザウイルスの組み換えと新型インフルエンザ

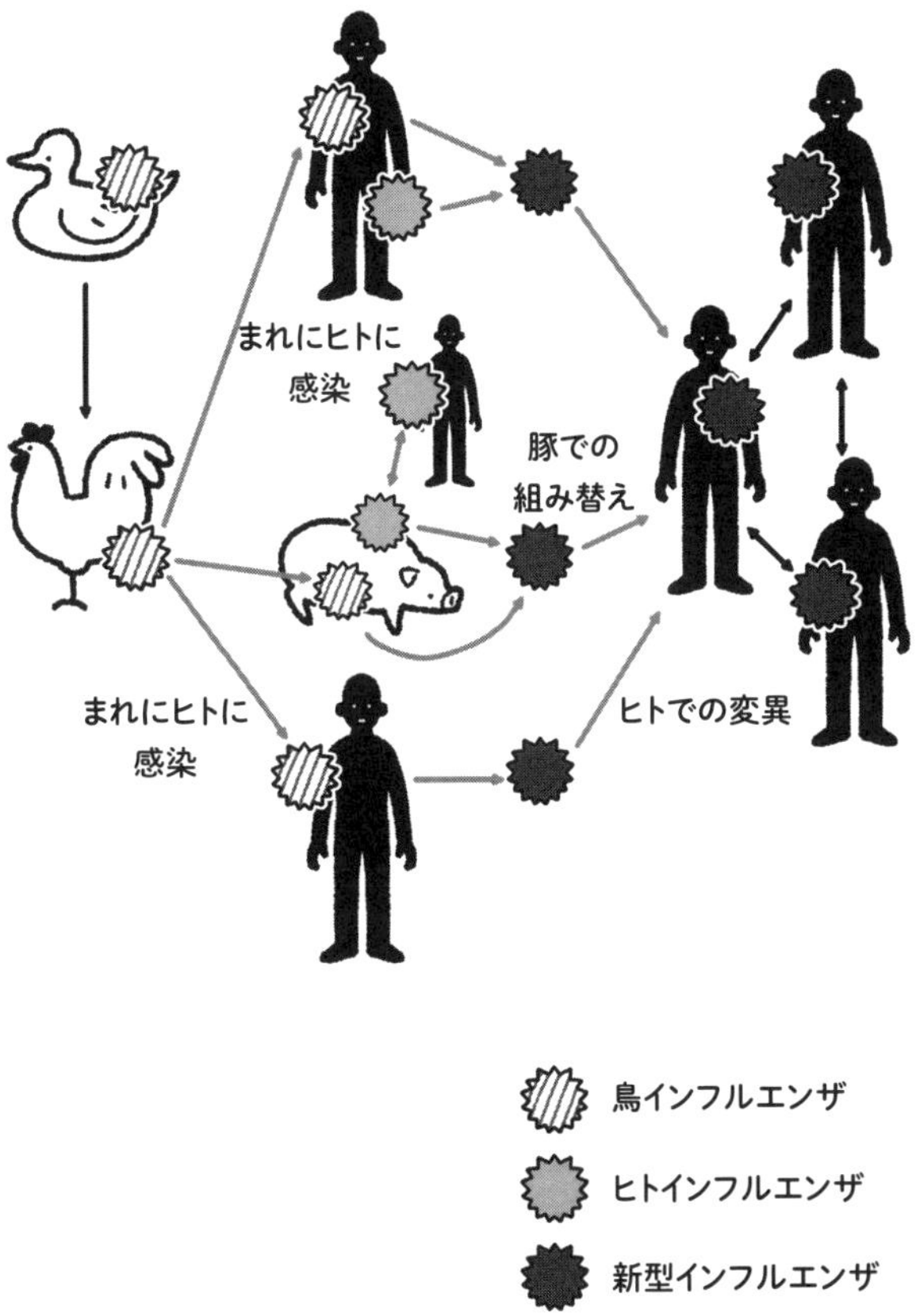

インフルエンザウイルスは、豚のからだの中で組み換えが起こって、新しい亜型のウイルスを作り出します。（厚生労働省HPをもとに改変して作成）

とニュースになることがあります。これはH5型あるいはH7亜型のA型インフルエンザウイルスによる感染です。カモやガチョウといった水禽類《すいきん》ではあまり症状がないけれども、HA遺伝子の抗原連続変異により、ニワトリのような家禽《かきん》に感染すると死に至らしめるウイルスが出現することがあります。そういったものを特に高病原性鳥インフルエンザウイルスといいます。

　鳥インフルエンザは一般的には、ヒトに感染しないのですが、１９９７年に香港で確認されて以来、時々、東南アジアなどで鳥からヒトへの感染が報告されています。もし、そのような鳥インフルエンザウイルスにヒトからヒトへと感染するような変異が獲得《かくとく》されてしまうと、パンデミックを引き起こす可能性があります。その時にはもちろん、新型インフルエンザと認定されます。

インフルエンザと闘《たたか》う

　インフルエンザと闘《たたか》う方法は、ワクチンによる予防と抗ウイルス薬による治療です。まず、ワクチンからいきましょう。インフルエンザワクチンには、他のウイルスのワクチンと違う特《とく》殊《しゅ》事情があります。それは、さっき説明したような亜型の多さです。だから、ある年にどんな株が流行するかわからないのです。どうしていると思いますか？

　毎年、ＷＨＯが、いちばん有効そうだというワクチンのための株を推奨《すいしょう》します。それを受けて、日本では厚生労働省が四つの株を決定します。予想なので、必ずしも準備したワクチンの効く株が流行してくれるとは限りません。なんかギャンブルみたいですね。ワクチンを接種するのは冬ですが、大量に必要なので、その年の5月にはワクチンのための株が決定されて、製造が開始されます。どの株が流行するかがわかってから作っていては間に合わないので、前もって予想するしかないのです。

ウイルスは細胞の中でしか増えません。さて、インフルエンザワクチンの生産のためにいったいなにが使われていると思いますか？

正解はニワトリの卵です。それも生きた卵、有精卵です。有精卵にインフルエンザウイルスを接種してウイルスを増やし、ウイルス粒子から主にHAを集め、不活化します。それが日本で使われているインフルエンザワクチンです。

大量生産には有精卵を百万個単位で使用するというから大変な量です。作っているところを見学したことがあるのですが、死んでしまった卵を取り除かないとだめなので、1個ずつ光をあてて、元気に育っているかどうかを確認しておられました。ものすごい手間です。

最近では、細胞培養《さいぼうばいよう》を使った新しい方法も開発されています。その方法を使うと、大量の有精卵を準備する必要がないので、緊急《きんきゅう》の生産にも対応できるというメリットがあります。細胞培養で作られたワクチン、日本ではまだ認可されていませんが、米国ではすでに使用が始まっています。

次は薬についてです。タミフルという抗インフルエンザ薬の名前を聞いたことがあるでしょう。これはどういう作用で効くかというと、ノイラミニダーゼの働きを抑える薬、ノイラミニダーゼ阻害剤《そがいざい》です。ノイラミニダーゼは、インフルエンザウイルスが細胞から外へ出ていく時に働く酵素でしたね。これを阻害すると、ウイルスは細胞の中に閉じ込められたままになります。そうすると、細胞から細胞へとウイルスが拡がっていかなくなるので、症状を軽く抑えることができるのです。こういう作用の薬ですから、症状が出始めた早い段階で使う必要があります。

それから、ゾフルーザという薬もあります。この薬は、ある酵素に作用することによりインフルエンザウイルスの遺伝子複製を阻害してウイルスの増殖を抑えます。ウイルスの放出ではなくて、増殖を止めてしまうのですから、タミフルに比べてウイルスの量はさらに少なくなります。ただし、この薬を使うと、からだの中で耐性ウイルス（この薬が効かなくなるウイルス）ができやすいという問題が指摘《してき》されています。

もしかすると、ゾフルーザよりもアビガンのほうが有名かもしれません。もともとは抗インフルエンザ薬として開発されたのですが、新型コロナウイルス感染に効くかもしれないということで大きく脚光を浴びました。アビガンも遺伝子の複製を阻害するのですが、作用する酵素はゾフルーザとは別のものです。インフルエンザウイルスとコロナウイルスはいずれもＲＮＡウイルスで、その遺伝子の複製は似た酵素によって行われます。なので、抗インフルエンザ薬であるアビガンが新型コロナウイルスに効く可能性があると考えられたのです。
価格の違いや、投与日数の違い、副作用、耐性のできかた、など、これらの薬には一長一短があります。けれど、昔はインフルエンザにかかると、風邪と同じように寝ているしかありませんでした。それが今では優れた抗インフルエンザ薬を使えるようになったのですから、素晴らしいことです。

ワクチンで防げる病気――VPDを覚えておこう

ウイルスや細菌、いろいろな病原体に対するワクチンが開発されています。ワクチンで予防できる病気のことを英語の略称《りゃくしょう》でＶＰＤ（Vaccine＝ワクチン、Preventable＝予防できる、Diseases＝病気）といいます。日本で接種が可能なワクチンは30種類ほどもあります。みんなもこれまでにいっぱい注射してきているはずですが、赤ちゃんのときに接種するワクチンが多いので、記憶《きおく》にないかもしれません。

もちろん、すべての感染症に対するワクチンがあるわけではありません。ごくおおざっぱにいうと、重大な影響のある病気に対するワクチンが優先して作られてきたということになります。また、作ろうと試みられたけれど、いまだにワクチンのできていない感染症もあります。現時点では、上の表のような病気に対するワクチンが開発され、広く使われています（表３）。

表3

ウイルス感染症	細菌感染症
・麻疹（はしか）	・ヘモフィルスインフルエンザ菌b型感染症
・風疹	・肺炎球菌感染症
・おたふくかぜ（流行性耳下腺炎）	・ジフテリア
・ポリオ（急性灰白髄炎、小児まひ）	・百日咳
・水痘（みずぼうそう）	・破傷風
・B型肝炎	・結核
・ロタウイルス感染症（胃腸炎）	
・日本脳炎	
・インフルエンザ	
・ヒトパピローマウイルス感染症	

通常、ジフテリア、百日咳、破傷風、ポリオは四種混合ワクチンとして、麻疹と風疹はMRワクチンとして接種されます。

さて、いくつ知っていましたか？　昔は、麻疹、風疹、おたふくかぜ、みずぼうそうなどは、ほとんどの子どもがかかるおなじみの病気でした。けれど、ワクチンが開発されて、どれも激減しています。なので、あまり知らないかもしれません。けれど、子どもに関係のある代表的な病気について、簡単に紹介していきます。

麻疹（はしか）は一回かかったら大丈夫？

麻疹（はしか）は麻疹ウイルスによる感染症で、発熱や発疹、風邪のような症状が出る病気です。合《がっ》併症《へいしょう》――ある病気にともなっておきる症状――として肺炎や脳炎があります。江戸時代のように栄養状態の悪い時代には、この病気で亡くなる子どもも多かったので「命定《いのちさだ》め」と呼ばれていたほどです。

昔から、はしかには「終生免疫」がある、とされていました。終生免疫というのは、一回その病気にかかると、一生の間、二度とかからなくなることです。しかし、今では、そうではないのではないかと考えられるようになってきています。

はしかにかかると、麻疹ウイルスに対する免疫を獲得するのは間違いありません。麻疹ワクチンがなかったころは、はしかはしょっちゅう流行してました。流行すると、すでにはしかにかかったことがある人にも麻疹ウイルスが侵入します。そのたびに、はしかに対する免疫能が高められていたのです。そのように免疫能が高められる効果をブースター効果といいます。

ところが、ワクチンが使われるようになり、はしかがほとんど流行しなくなったため、ブースター効果をうける機会がなくなりました。ブースターがかからないと、次第に、はしかに対する免疫能が弱くなっていくようなのです。大昔から「常識」とされていた終生免疫が真実ではなかったかもしれないというのは、ちょっとした驚きです。このことは、大人でも知らない人が多いはずなので、話してみたら、きっと感心されると思います。

免疫力ではなくて、免疫能という言葉を使ったことに気付いたでしょうか。免疫力を高めよう、とかいうＣＭがよくあります。けれど、免疫力という言葉は、医学の専門用語としては、まず使われません。免疫というのは非常に複雑なもので、一つの「力」として測れるようなものではないからです。免疫力という言葉があまりによく使われるので、一般的になっているかもしれませんが、基本的には正しくありません。このことは頭にいれておいてください。

ひとむかし前までは「はしかみたいなもの」という言い方をよくしました。「誰もが若いころに一度は経験するもの」の比喩表現です。でも、ワクチンが普及《ふきゅう》して、もう、そのような言い回しも使われなくなっていくでしょう。終生免疫があるかどうかもわからないので、いたしかたないかもしれませんが、なんとなくちょっと寂しいような気もします。

風疹のワクチン接種の重要性

日本では「三日はしか」とも呼ばれる病気です。英語ではrubella——もともとはラテン語で「小さな赤」という意味——といいます。その名が示すとおり、小さな赤い発疹ができるからです。また、英語ではなぜか「ドイツはしかGerman measles」ともいいます。

〇〇はしか、という名前があるのは、はしかと同じように発疹や発熱を症状とするからでしょう。はしかに比べると症状は軽いのですが、「先天性風疹症候群」を引きおこすのがやっかいです。

妊娠《にんしん》してから赤ちゃんが生まれるまで、およそ9ヶ月と少しです。その最初の3カ月は、赤ちゃんのからだができあがってくる大切な期間です。そのとき、妊婦《にんぷ》さんにある種の感染がおきると、赤ちゃんに心臓の奇形や目の異常、聴力障害などの異常が引き起こされることがあります。風疹はそのようなウイルスの一つなのです。日本では、50年ほど前に沖縄で大流行があり、４００人もの赤ちゃんが先天性風疹症候群になりました。

だから、妊娠する可能性のある女性は、必ず風疹ワクチンを接種しておくべきなのです。風疹ワクチンについては、国の方針が変わったりしたので、接種してるかどうかは世代によって違います。接種したかどうかわからなくても、血液中の抗体の量を測ると、風疹に対して免疫があるかどうかを調べることができます。妊婦さんに感染させないよう、絶対に妊娠する可能性がない男の人にも接種が推奨されています。

水痘（みずぼうそう）のウイルスはいつまでも

水痘の別名である「みずぼうそう」は水疱瘡と書きます。疱瘡《ほうそう》とは天然痘の別名です。天然痘みたいに発疹ができますが、水ぶくれみたいな発疹なので、この名前がつけられたのでしょう。飛沫感染で拡がりますが、感染力の強いウイルスなので、昔は、子どもは全員といっていいほど水痘にかかりました。しかし、いまではワクチンを接種するようになったので激減しています。

水痘は、多くの場合、自然に治ります。しかし、ウイルスが完全にからだからなくなるわけではありません。感染したときに、脊髄《せきずい》の近くの神経に忍び込み、そこでおとなしくしているのです。こういうのを「潜伏《せんぷく》感染」と言います。名前からしてなんだかいやな感じです。

そこでずっと、おとなしくしてくれていたらいいのですが、からだが弱ったり、歳をとったりして免疫能《めんえきのう》（免疫力ではありません！）が低下すると、再活動を始めます。神経を伝わって皮膚にまでやってきて、帯状に発疹や水疱をつくります。この病気は帯状疱疹といって、強い痛みを伴います。やっぱりいやなやつです。二つの病気を引き起こすので、少し長いけれど、両方の名前をとって水痘・帯状疱疹ウイルスと呼ばれます。

幸いなことに、このウイルスに対しては薬が開発されていて、とてもよく効きます。水痘・帯状疱疹ウイルスのＤＮＡの複製を阻害してウイルスの増殖を防ぐ薬です。しかし、残念ながら、神経に忍び込んだウイルスを殺すことまではできません。なので、今でもいささかやっかいなウイルスなのです。

おたふくかぜも忘れるな

なんだか面白い名前ですね。おたふくって知ってますか？　鼻が低くて頬《ほお》が丸くはりだした女性の顔です。お面や絵で見たことがあるかもしれません。どうして、おたふくかぜなどという名前がついているかというと、耳の下にある唾液腺《だえきせん》（唾液腺は、耳の下、舌の下、顎《あご》の下にあって、それぞれを耳下腺、舌下腺、顎下《がっか》腺《せん》といいます）が腫《は》れるからです。鼻は低くならないけれど、確かにちょっとおたふくっぽくなるかもしれません。原因はムンプスウイルスの感染によります。

症状は、耳下腺の腫れと発熱くらいですが、髄膜炎《ずいまくえん》（脳をおおっている膜の炎症）や難聴《なんちょう》といった重い合併症を引きおこすことがあります。また、大人の男性がかかると2割くらいが精巣

（キンタマです）に炎症がおこります。

　多くの先進国では、おたふくかぜのワクチンは2回定期接種されていますが、日本では自己負担の任意接種です。なのでワクチンがあまり普及しておらず、年間60万人がかかっています。自治体によっては助成金を出しているところもありますので、調べてみたらいいかもしれません。

子宮頸《けい》がんワクチンの大事なはなし

あれ？　ウイルスの話なのに、どうして、がんのワクチンの話？と思ったかもしれません。日本では「子宮頸がんワクチン」として知られていますが、本当の名前は「ヒトパピローマウイルス（ＨＰＶ）ワクチン」です。まずは、どうしてＨＰＶワクチンが子宮頸がんワクチンと呼ばれているのかの説明からいきましょう。

　パピローマ、日本語では「乳頭腫《にゅうとうしゅ》」といいます。乳頭、ですから、乳首みたいな形をした腫《しゅ》瘍《よう》のことです。腫瘍ってわかりますよね。細胞がどんどん無秩序に増えていく状態です。がんは浸潤したり転移したりする悪性腫瘍ですが、パピローマはそのようなことのない良性腫瘍です。

　ヒトパピローマウイルス、もともとは皮膚にイボを作るウイルスとして同定されたのですが、１００種類以上の型が発見されていて、そのうちのいくつかは子宮頸がんの発症に関係することがわかっています。子宮頸がんというのは子宮の出口あたりにできるがんのことで、そのがんを引きおこす原因になるパピローマウイルスを「高リスク型ＨＰＶ」といいます。

高リスク型ＨＰＶに感染しただけで子宮頸がんになるわけではありません。しかし、子宮頸がんのほとんどからＨＰＶが検出されること、また、ＨＰＶには序論で説明した「がんのブレーキ」を効きにくくする働きのあることから、子宮頸がんの発症に関係することは間違いありません。なので、ＨＰＶ感染をなくせば子宮頸がんになる率が低下するはずです。オーストラリアのようにずいぶんと前からＨＰＶワクチンを多くの人に投与している国では、すでにＨＰＶの感染率は低下しています。その結果として、将来的に子宮頸がんは確実に減っていくと考えられています。

日本では、小学校6年生から高校1年生の女子にＨＰＶワクチンの接種が推奨されています。２０１０年から公費助成が始まり、一時は接種率が70％程度でした。しかし、現在の接種率は1％以下と激減しています。将来、がんになるリスクをうんと下げてくれるのですから、使えばいいはずなのに、どうしてでしょう。そこにはワクチンの副反応という問題があります。

ワクチンには副反応があるけれど

副作用という言葉は聞いたことがあるでしょう。ある薬を使ったとき、治療効果以外に生じてしまう困った作用のことをいいます。あるワクチンを接種したとき、たとえば、はしかのワクチンをうったとき、はしかに対する免疫能が身につくのが期待される反応です。それ以外に熱が出たりしてしまうのが副反応です。なので、ワクチンにおける副反応は、薬に対する副作用と同じようなものと考えればいいでしょう。残念ながら、ワクチンの場合、副反応をゼロにすることは難しい、というか、ほぼ不可能です。

子宮頸がんワクチンの場合も、注射部位の痛みや腫れ、発熱、といった、他のワクチンでよくみられる副反応があります。その他に、失神や疲労感、さらには、非常に稀ではあるけれども、全身の疼痛や運動障害、記憶障害といった深刻な副反応があると大きく報道されました。ただ、この「副反応」には注意が必要です。このような重い副反応は外国ではほとんど認められていません。それから、そのような希な症状が、はたして子宮頸がんワクチン接種によるものなのかどうかの因果関係も不明です。もちろん、副反応ではないと断定することもできません。ですから、本当に子宮頸がんワクチンの副反応かどうかは、現時点ではわかっていないというのが正確です。しかし、マスコミで大きく報道されたので、多くの人たちに、子宮頸がんワクチンにはとんでもない副反応があるという考えが広まってしまいました。

難しい問題です。接種したほうがいいかどうか尋ねられたら、先生はどう答えますかって？まず、ワクチンが子宮がん発症の阻止に効果を持つ率は少なくとも数十パーセントあることを説明します。それと副反応の率の低さを考えあわせたら、接種したほうがいいのではないですかとお答えします。しかし、絶対に接種するべきですか、と聞かれたら、なかなかイエスとは答えにくいのです。

副反応の率は、軽いのもあわせて０・０８％ですから、１２５０人に１人。長期間にわたって回復しなかったのは０・００５％、２万人に１人です。率から考えたらまず大丈夫です。でも、強く推めて、それこそ万が一ですが、長期にわたって回復しない「副反応」が出たりしたら恨《うら》まれるじゃないですか。だから、絶対に受けないとダメとは言いにくいのです。かっこつきの副反応と書いたのは、繰り返しになりますが、本当に副反応かどうかは決着がついていないからです。ちなみに、我が家は娘が2人ですが、2人とも接種を受けています。

結局のところ、こういったデータをしっかりと理解して、個人が決めるしかありません。接種は3回必要で、法律に基づいた標準的な接種は中学校1年生です。自分だけで決めるのは難しい年齢《ねんれい》なので、お父さんやお母さんと相談して決めたほうがいいでしょう。難しい判断かもしれませんが、自分のからだをどう守るかという問題です。正しいデータを頭にいれて、しっかり考えてみることが大事です。男の子も、もし自分ならどうするか、シミュレーションして考えてみてください。

厚労省が子宮頸がんワクチンについて調査したことがあります。その結果によると、6割近くの人が「わからない」あるいは「わからないことが多いため、決めかねている」と答えていました。これには驚きました。チコちゃんに叱《しか》られるまでもなく、ボーッとしてる間に、接種年齢を過ぎてしまいます。何事においても、わからないからやらない、というのは、絶対によくありません。まずは正しい知識を頭に入れてからよく考えて決断すること。これはワクチン接種にとどまらず、幸福な人生を歩むための鉄則です。

ワクチンに反対なんてもってのほか！——ワクチン接種の判断

国内外を問わず、「反ワクチン論」というのがあって、ワクチンなど接種すべきでない、という、とんでもない理屈《りくつ》を振り回す人がいます。この本を読むようなみなさんは、まさか、そんな「トンデモ説」に惑《まど》わされることはないと思いますが、念のため、ワクチン接種の判断について、少し違った角度から考えてみましょう。

行動経済学から考えるワクチン接種

むっちゃ難しそうなタイトルをあげてしまいました。けれど、内容的には簡単なことですから、安心して読み進めてください。

経済学って聞いたことあるでしょう。もちろん、経済現象を研究する学問です。経済という言葉は、福沢諭吉《ふくざわゆきち》が「経世済民《けいせいさいみん》」という言葉から、英語の「エコノミー」の訳として使い始めた言葉です。経世済民というのは、「世の中を治め、人民の苦しみを救うこと。」（広辞苑）です。

すごくいい言葉です。

経済学の父と呼ばれているのが、18世紀のイギリス人、アダム・スミスです。アダム・スミスは、人間は合理的に判断するということを大前提として経済学という学問をうちたてました。ところが、20世紀の中ごろから、必ずしもそうではない、人間というのはそんなに賢くなくて、合理的ではない判断で行動することもよくある、ということがわかってきました。そのような考えに立つのが行動経済学という学問です。

お題目はこれくらいにして、具体例に移りましょう。京都大学の経済学の教授、依田《いだ》高典《たかのり》先生が紹介しておられる例です。次の二《に》択《たく》問題、あなたはどちらをとりますか？

〈質問1〉

A　今すぐ、10万円を受け取る。

B　1年後に、11万円を受け取る。

どうでしょう？　京大生に質問すると、80%がAを選ぶそうです。まぁ、そうかなぁという気がします。では、次の質問です。

〈質問2〉

C　1年後に、10万円を受け取る。

D　2年後に、11万円を受け取る。

今度はどうですか？　京大生の80％がDを選びました。これって、おかしくないですか？質問1も質問2も、つきつめて考えると、1年待ったら1万円増える、ということです。だったら、質問1でAを選んだ人は質問2ではCを選ぶはずではないでしょうか。

へぇ、京大に行くような人でも、けっこうおかしい人が多いやん、と思うかもしれませんが、それは違います。まぁ、おかしな人も多少いるでしょうけれど、人間というのは、えてしてこういうふうに考えてしまうものなのです。「時間選好」といって、現在のことを特別に重視してしまいがちなのです。

ＨＰＶワクチンの接種にあてはめて考えてみると、接種してすぐおきるかもしれない非常に低率の「副反応」による不安のほうを、将来的に高い率で子宮頸がんにならないという安心よりも重視しがちということです。そうではなくて、もっと論理的に、「副反応」の率と、子宮頸がんにならない率をよく考えたほうがいいとは思いませんか？

行動経済学では、他にもいろいろと面白いことが知られています。たとえば「フレーミング」というのがあります。では、次の質問です。

〈質問3〉　あなたはこれから手術を受けます。死亡率10％の手術と、生存率90％の手術があります。どちらを受けますか？

どちらを選びましたか？　考えてみたら同じ率です。でも、ボーッとしてたら、生存率90％の手術のほうがよさそうに聞こえませんか？　見せられる枠組《わくぐ》みを変えただけで、気分が違ってくることがあるのです。ＨＰＶワクチンの深刻な「副反応」も、０・００５％ありますといわれるより、99・99％以上は大丈夫ですと聞いたほうが、ずいぶんと安全な気がしませんか？

それから、人間は、おこる確率の低いもののほうを恐れるという傾向《けいこう》があることも知られています。

〈質問4〉　自動車事故と飛行機事故、どちらが怖いですか？

多くの人は飛行機事故と答えるのではないでしょうか。でも、実際には、同じ長距離の移動では、飛行機のほうが安全です。特に日本国内では、民間機の定期便は30年以上も死亡事故がおきていないのですから。それでも何となく航空機のほうが怖いと思ってしまうのは、率が低くとも、いったん事故がおきると大きく報道されるためでしょう。

ＨＰＶワクチンでも、重篤《じゅうとく》な「副反応」がマスコミで大きく報道されたことが、接種率の低下に大きな影響を与えました。もう一つは、「副反応」がおきた人のことは目に見えるけれど、ワクチンによって子宮頸がんが予防できた人のことは見えてこない、というのも、影響があるはずです。

さて、あなたはどう考えますか？　現在、日本では毎年1万人の人が子宮頸がんになり、３０００人弱の方がお亡くなりになられます。現時点では推計ですが、おそらくＨＰＶワクチンの予防効果は50％ほどだとされています。一方、副反応は９９・９９％生じません。誘導尋問《ゆうどうじんもん》みたいに思うかもしれませんが、医学的なデータと、人間の判断・行動パターンをきちんと頭にいれて考えることが大事です。もちろん、最終的には、それぞれの人の考え方の違いもありますから、万人にとっての正解というのはありません。しかし、わからないから決めないというは態度は絶対に損であると断言しておきます。

個人防衛と集団防衛

ワクチン接種は、当然、接種した個人がある病気にかからなくなる、というメリットがあります。これは個人レベルでの病気に対する防衛なので個人防衛です。じつは、それだけでなく、集団防衛としての意味合いも大きいのです。

個人防衛としてワクチンを接種するかどうかは、メリットとデメリット、すなわち、感染を防御するメリット、あるいは、感染しても症状が軽くてすむというメリット、と、副反応というデメリット、を秤《はかり》にかけて決定することになります。当然のことながら、接種が推奨されているワクチンは、医学統計的にメリットがデメリットを上回っています。でも、最終的な判断は個人がどう考えるか、です。ホントにいろんな人がいますから、全員が納得してワクチンをうけいれるということはありえないでしょう。

ワクチンのもう一つの目的は、集団の感染を防ぐという意味合いです。ある程度以上の割合の人、（病気にもよりますがおよそ60〜70％とされています）がワクチンを接種して、その感染症にかからなくなったとします。そうなると、その病気に感染できる人が減るのですから、大流行することがなくなります。このように、多くの人がワクチンを接種すると、ワクチンを接種しなかった人にもメリットがあるということです。でも、だからといって、多くの人がワクチンを接種しなくなったら大変なことになってしまいます。

もう一つ、ワクチン接種にかかる費用と、接種せずに病気になってしまったときの医療費とを比べると、接種のほうがはるかに安いのです。だから、ワクチン接種は、個人にとっても社会にとっても、経済的に大きなメリットがあります。

予防接種には、定期接種と任意接種があります。定期接種とは予防接種法という法律に書かれているワクチンで、日本では四種混合ワクチンとＭＲワクチンを含めて現在10種類が認められています。１１０ページの表３にあるうち、ロタウイルス、おたふくかぜ、インフルエンザ以外のワクチンがそれにあたり、無料で接種できます。それ以外は、予防接種法で定められていないワクチンで、地方自治体が費用を負担することもありますが、任意接種なので、原則的に有料です。

　このように、ワクチンの接種は、いろいろな意味あいから推奨されています。けれど、先にも書いたように、ワクチンの副反応をゼロにすることは不可能です。国や地方自治体に勧《すす》められて、それも社会防衛の意味もあるからと接種をうけて、副反応が出たらやりきれません。なので、十分に見合うかどうかは別として、ワクチンによる副作用で健康被害が出たときのために、予防接種健康被害救済制度というのが設けられています。

正しい情報で考えよう

　君たちが大きくなって、子どもを持ったとします。その子どもにワクチンを接種しました。残念なことに大きな副反応が出ました。という状況《じょうきょう》を考えてみてください。きっと、補償《ほしょう》があっても、ワクチンなど受けさせなければよかったと悔やむでしょう。当然のことです。

　ワクチンに限りませんが、これが医学の難しさです。たとえ統計的な数字が低かったとしても、運悪くそれにあたってしまう人がいるのです。生存率が５％の病気になっても治る人がいれば、生存率が95％の病気でも亡くなる人はいます。そして、自分が運のいいほうにはいるのか悪いほうにはいるのかは、前もってはわからないのです。

だからこそ、きちんとした知識を身につけて、しっかり自分の頭で考えて納得して決断する必要があるのです。インフォームドコンセントという言葉を聞いたことがあるかもしれません。時代は変わりました。昔はなんでもかんでもお医者さんが決めてくれたのですが、今は、お医者さんに説明を受けて、最後に決めるのは患者自身、君たち自身なのです。

ワクチン反対論者の言うことを聞くなどというのはもってのほかです。その人たちはどんな理由でワクチンに反対していると思いますか？　一つは、ワクチンの危険性です。もちろん副反応はあります。しかし、それを上回るメリットがあることはすでに書いたとおりです。

ワクチンが自閉症をおこすというのもよくある主張です。これは大規模な研究でほぼ完全に否定されています。え、「ほぼ」なのか、と思うかもしれませんが、正しい医学者、科学者は、ものごとを完全に断定はしないものです。逆に、ワクチン反対論者は、ワクチンは「絶対に」危険であるというに違いありません。あの人は断言しているから正しい、などと思うのはとんでもない間違いです。そんな人たちのことこそ疑わなければなりません。これは絶対儲《もう》かりますよとなにかを勧める詐欺師《さぎし》の手口と同じです。

そんなデマを信じて、ワクチンを接種する人が減ってしまうのは大きな問題です。麻疹ワクチンでは、接種率が減ったために集団防御がうまくいかず、大流行が起きてしまった例が実際にあります。

イタリアのウイルス学者ロベルト・ブリオーニは、「地球は丸い、ガソリンはよく燃える、そしてワクチンは安全で効果的。それ以外はすべて危険なウソです」と発言してワクチン反対論者を切って捨てました。少し言い過ぎな気もしますが、反ワクチン論者を相手にしていると、これくらい言いたくなるのでしょう。

反ワクチン論者が得意とするもう一つの主張は、医療関係者がワクチンで儲けているという陰謀論《いんぼうろん》です。これについてもブリオーニは、ワクチンで病気を防ぐよりも、病気になってもらって治療したほうが医師は儲かるではないかと、論理明快に一刀両断でした。

この本を書いた隠《かく》れた目的の一つは、正しい情報を得ること、そして、それに基づいて自分の頭で考えて判断することがいかに重要かを知ってほしいということです。病気がテーマですが、正しい情報を得てしっかり判断すべきというのは、病気に限りません。みんな、しっかり勉強して、しっかり考えるようになってくださいね。

「第1章ウイルス」の復習

ウイルスとウイルス感染症について、
これくらいの知識があれば合格です。
さあ、がんばってやってみましょう。

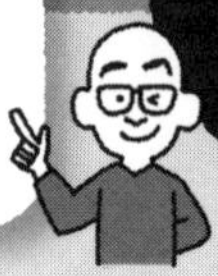

☑ ウイルスとは？↓ P48

◆ウイルスの大きさはどれくらい？
ヒント！　パワーズ・オブ・テン

◆ウイルスって生きてるの？
ヒント！　生命の定義ってなに？

◆ウイルスの構造ってどうなってるの？
ヒント！　遺伝子、カプシド、エンベロープ

◆ウイルスのライフサイクルってどうなってるの？
ヒント！　ウイルス遺伝子の複製、タンパク質の合成

☑ 新型コロナウイルス↓ P62

◆コロナウイルスってどんなウイルス？
ヒント！　エンベロープ、RNAウイルス

◆SARS（重症急性呼吸器症候群）ってどんな病気？
ヒント！　SARS-CoV-1とコウモリ

◆MERS（中東呼吸器症候群）ってどんな病気？
ヒント！　人獣共通感染症

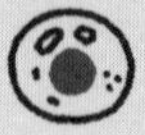

◆新型コロナウイルス感染症（COVID-19）はどうしてうつるの？

ヒント！ 感染を拡大しないための方法

◆PCR検査と抗体検査って何？

ヒント！ 検査の原理と目的

◆新型コロナウイルスにワクチンと治療薬はあるの？

ヒント！ ウイルスのライフサイクルと抗ウイルス薬

◆新興感染症ってどうしてできてくるの？

ヒント！ 都市化と交通の発達

◆スペイン風邪ってなに？

ヒント！ アウトブレイク＝感染爆発の歴史

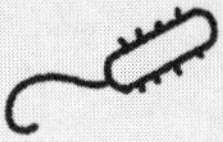

☑天然痘

↓P79

◆天然痘ってどんな病気？

ヒント！ 発疹、エジプト、奈良の大仏、インカ帝国

◆エドワード・ジェンナーって誰？

ヒント！ 師匠ジョン・ハンター、カッコウの托卵

◆天然痘ワクチンってどんなワクチン？

ヒント！ 人痘と牛痘

◆種痘はどうやって日本で拡まったの？

ヒント！ 蘭方医たちの活躍

「第1章　ウイルス」の復習

- ◆天然痘ってどうやって撲滅できたの？　ヒント！ ワクチン、不顕性感染、宿主
- ◆バイオテロリズムってなに？　ヒント！ 生物兵器

☑風邪

↓
P94

- ◆風邪のウイルスっていくつぐらいあるの？　ヒント！ ライノウイルス、コロナウイルス、…
- ◆風邪の薬ってあるの？　ヒント！ 対症療法薬
- ◆どうしたら風邪を予防できるの？　ヒント！ 手洗い、アルコール、エンベロープ

☑インフルエンザ

↓
P100

- ◆インフルエンザの型と亜型ってなに？　ヒント！ HA、NA
- ◆インフルエンザウイルスってどうやって変身するの？　ヒント！ 抗原連続変異、抗原不連続変異、高病原性鳥インフルエンザ
- ◆インフルエンザのワクチンはどうやって作るの？　ヒント！ ニワトリの有精卵
- ◆インフルエンザに薬ってあるの？　ヒント！ ノイラミニダーゼ、遺伝子複製

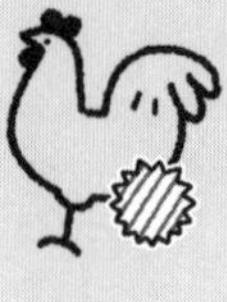

☑ワクチンで防げる病気

↓ P109

- 麻疹（はしか）ってどんな病気？
  ヒント！ ワクチン、終生免疫
- 風疹ってどんな病気？
  ヒント！ 先天性風疹症候群
- 水痘・帯状疱疹ウイルスってなに？
  ヒント！ 水痘（みずぼうそう）、帯状疱疹
- おたふくかぜってどんな病気？
  ヒント！ 耳下腺、ワクチン
- 子宮頸がんワクチンってなに？
  ヒント！ ヒトパピローマウイルス（ＨＰＶ）
- 子宮頸がんワクチンの接種って問題があるの？
  ヒント！ ワクチンの副反応

☑ワクチン接種の判断

↓ P119

- 行動経済学ってどんな学問？
  ヒント！ 時間選好、フレーミング
- ワクチンって個人のためにあるの？
  ヒント！ 集団防衛
- ワクチンってあぶないの？
  ヒント！ 自分で決めるということ

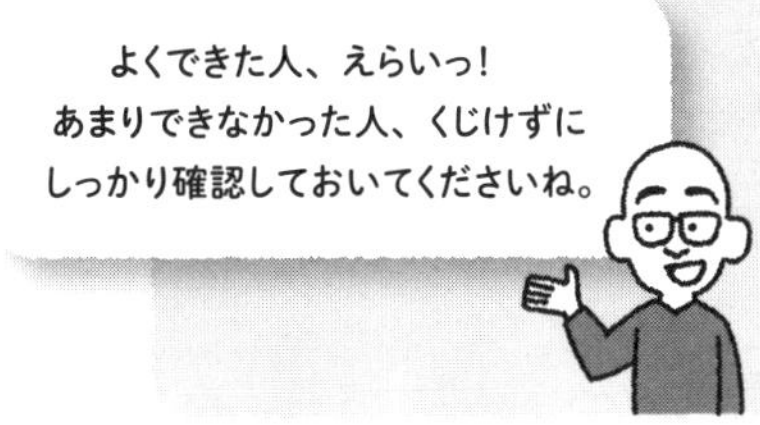

第2章　免《めん》疫《えき》――外敵からからだを守る

ウイルスの次は細菌《さいきん》、というふうに病原体つながりで説明を進めようかと思ったのですが、先に免疫《めんえき》の話をします。ウイルスの話は、なんとか免疫の説明をあまりせずに切り抜《ぬ》けてきましたが、それも苦しくなってきました。じゃあウイルスの前に免疫の話をしたらよかったのにと思われるかもしれませんが、そうしなかったのには、ちょっとした理由があります。

免疫の話は論理的なのですが、すこし込《こ》み入ったところがあります。なので、免疫の話から始めると、そこで読むのがイヤになって本を投げ出してしまわれる可能性があるのではないかと心配したのです。でも、ここまで読んでくれた人は、この本の書き方にだいぶ慣れてきているから大丈夫《だいじょうぶ》。少し難しいと感じるところがあるかもしれませんが、絶対についてこられるはずです。

疫《えき》（流行病）を免《まぬか》れると書いて免疫です。すなわち、我々のからだを病原体から守るというのが、免疫のもともとの意味です。そのためには、たくさんの種類の細胞《さいぼう》やタンパク質が関係します。また、免疫よりもう少し幅《はば》広い、生体防御《せいたいぼうぎょ》という言葉があります。まずは、そのあたりから説明していきましょう。

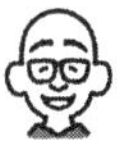

生体防御——生体バリアと免疫と

病原体は、からだの中に入ってきて、いろいろな悪さをします。それを防御する生体防御は、大きく二つ、

・病原体がからだに入らないようにする働き
・入ってしまった病原体をやっつける働き

に分けることができます。免疫というのは、基本的には後者です。前者には適当な専門用語はありませんが、強いていえば生体バリアということになるでしょうか。バリアってわかりますか？　障壁《しょうへき》とか障害物のことです。住宅でバリアフリーの設計とかよく聞くでしょう。バリアがないという意味です。昔は遊ぶときに、「バリアはったから、ここから入ってこられへんで」、とかよく言いましたけど、今の子供たちは言わないみたいですね。

生体バリア

さて、病原体がからだの中に入るとすると、どんなところから入ってくるでしょう。もちろん、外界からやってきます。すぐに思い浮《う》かぶのは皮膚《ひふ》ですね。それから、胃や腸管といった消化器です。え、それってもうからだの中やんか、と思うかもしれません。中といえば中ですが、外といえば外なのです。あるいは、体の内部にあるけれど外です、と言ったほうがいいかもしれません。

人間のからだは、口から肛門《こうもん》まで消化管が通っています。極端《きょくたん》な言い方をしたら、一本の管のようなものです。管状のものを思い浮かべてください。ちくわでもなんでもかまいません。外側の周りも、内側の周りも外界に接していることがわかるでしょう。それと同じことで、消化管の表面も、からだの中にあるけれども、外界に接していると解釈《かいしゃく》できるのです。

それから、新型コロナウイルスや風邪《かぜ》引きのところで出てきた呼吸器がそうです。これも、空気が出たり入ったりするんですから、外界と接しています。もう一つ、思い浮かびますか？ヒントは、出る一方で入ってくることがない場所です。そう、膀胱《ぼうこう》とか尿道《にょうどう》といった尿を溜《た》める袋《ふくろ》や通路です。こういったあたりから、病原体が侵入《しんにゅう》してくる可能性があります。

これらの臓器で外界に接しているのは、皮膚の場合は表皮、その他の消化管、呼吸器などは粘膜《ねんまく》です。これらの組織では、物理的および化学的なメカニズムで病原体の侵入を防いでいま

図８｜皮膚表皮の重層扁平上皮と消化管粘膜の単層円柱上皮

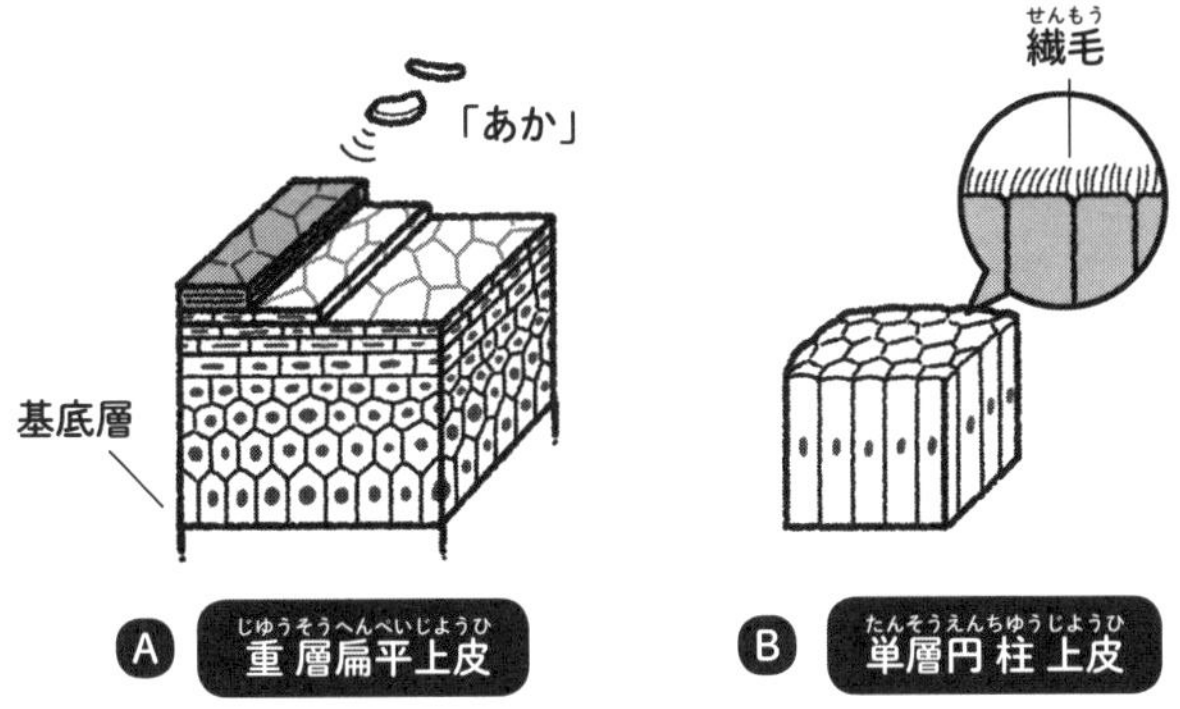

組織の構造は違いますが、表皮も粘膜上皮も生体バリアとして機能します。

す。それぞれについて簡単に話をしましょう。

皮膚の表皮は、平べったい細胞が何層にも重なった構造をしています（図８Ａ）。なので、専門用語では「重層扁平上皮《じゅうそうへんぺいじょうひ》」といいます。いちばん下にある基底層で表皮の幹細胞《かんさいぼう》が分《ぶん》裂《れつ》して、細胞がどんどん上のほうへと押《お》しやられていって、最終的には「あか」になってはがれ落ちます。細胞が作られてから死んでいくまで、およそ３〜４週間とされています。また、表皮のいちばん外側はケラチンというタンパク質で覆《おお》われています。こういった構造自体が、感染を防ぐバリアになっています。

皮膚の表面は、口や鼻の粘膜の表面に比べると、からからに乾《かわ》いてますよね、その乾燥《かんそう》も重要です。一般的《いっぱんてき》に、いろいろな病原体はじめじめしたところが好きなのです。それから、汗《あせ》は皮膚を弱酸性に保つだけでなく、リゾチームという酵素《こうそ》が含《ふく》まれていて、細菌の細胞《さいぼう》壁《へき》を破壊《はかい》します（これについては第3章で詳《くわ》しく説明します）。細胞壁が壊《こわ》されたら細菌は死んでしまいますから、感染防御になります。ふだん見慣れてなんとも思わないけれど、けっこう皮膚ってえらいんです。大事に手入れしてあげましょう。

皮膚表皮が何層にも重なった平べったい細胞であるのに対して、粘膜上皮は円柱状で一層です。なので、単層円柱上皮と名付けられています。粘膜上皮は粘液《ねんえき》を分泌《ぶんぴつ》していますが、粘液は細菌やウイルスの感染を防御します。また、気管上皮には「繊毛《せんもう》」という小さな毛がはえていて、細菌を外へ外へとはき出すように動きます（図8B）。

それから、消化管で大事なのは胃液です。胃液に含まれる塩酸のおかげで、胃の中は強い酸性になっています。そのために、飲み込まれた病原体の多くは、そこで殺されてしまいます。胃液は食物の消化にも大事なのですが、生体防御においても重要な役割を果たしているのです。しかし、考えてみたら、からだの中で理科室にあるのと同じ塩酸が作られるというのは、すごいことですよね。

自然免疫と獲得《かくとく》免疫

いよいよ免疫についてです。免疫は大きく、自然免疫と獲得《かくとく》免疫に分けることができます。

進化的には自然免疫のほうが古いので話の順序が逆になるのですが、まず、獲得免疫からいきましょう。はしかを例にとってお話をします。

最初、わたしたちのからだは、はしかに対する抗体《こうたい》を持っていません。はしかに対する免疫がない、という言い方もできます。ところが、麻疹《ましん》ウイルスに感染してはしかを発症《はっしょう》すると、麻疹ウイルスに対する抗体など、はしかに対する免疫ができます。このようにして、もともとはなかった免疫能が獲得されるので、獲得免疫と名付けられています。

あとで詳しく述べるように、獲得免疫で特に重要なのはＢ細胞とＴ細胞というリンパ球です。また、これも後で説明しますが、獲得免疫は、おおきく、抗体による液性免疫（あるいは体液性免疫）と、細胞による細胞性免疫に分けることができます。

自然免疫は、名のごとく、我々のからだにもともと自然に備わっている免疫機能です。ここで活躍《かつやく》するのは、好中球、マクロファージといった、細菌を食べる能力を持つ細胞や、リンパ球の一種であるＮＫ細胞（ナチュラルキラー細胞）と呼ばれる細胞です。これらについては次に詳しく述べます。

生体防御のステップをごく大ざっぱに分けると、生体バリアが第1段階、自然免疫が第2段階、獲得免疫が第3段階の防御というようになります。

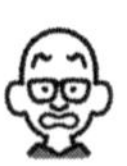

生まれながらに持っている免疫——自然免疫

好中球とマクロファージのたのしい解説

まず、白血球の説明を簡単にしておきます。血液の中の細胞は、赤血球と白血球と血小板です。赤血球と血小板は第1章で説明しましたね。赤血球と血小板はそれぞれが一つの種類の細胞の名前ですが、白血球は違《ちが》います。何種類もある細胞の総称《そうしょう》です。これから説明する顆粒《かりゅう》球《きゅう》三兄弟（好中球、好酸球、好塩基球）、マクロファージのもとになる単球、獲得免疫リンパ球コンビ（T細胞、B細胞）、NK細胞などが白血球のメンバーです。赤血球が酸素を運ぶ、血小板が血を止める、という役割であるのに対して、白血球の働きは生体防御です。

細菌が体内に侵入すると、好中球やマクロファージによって食べられます。この食べる作用のことを「貪食《どんしょく》」といいます。よく見てください、「貝」の上に乗っかっているのは「分」ではなくて「今」、ですから「貧」ではなくて「貪」、「むさぼる」という意味です。むっちゃ食べる感じがしませんか？　貪食は英語でファゴサイトーシスというのですが、食べられた細菌はファゴソームという袋の中に閉じ込められます。

そこへ、細胞の中にある別の種類の袋《ふくろ》——袋といっても細胞膜と同じような脂質の膜に囲わ

図9｜マクロファージによる細菌の貪食と分解

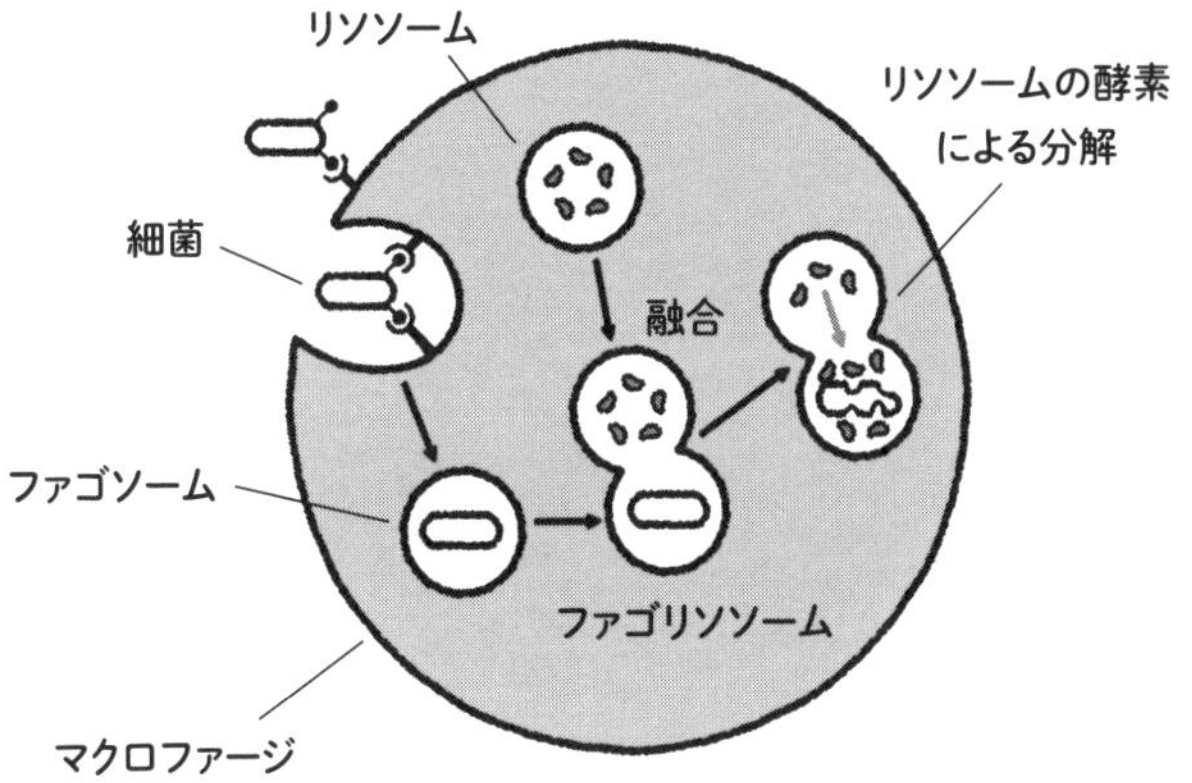

細菌は貪食されてファゴソームに取り込まれます。ファゴソームは、タンパク質や核酸を分解する酵素がたくさん入った「袋」であるリソソームと結合して、ファゴリソソームになります。そして、その中で、細菌はさまざまな酵素によって分解されます。

れています——であるリソソームがやってきて、ファゴソームと融合《ゆうごう》し、ファゴリソソームになります。リソソームにはいろいろなモノを分解する酵素がはいっているので、細菌はファゴリソソームの中でそれらの酵素によって消化・分解されます（図9）。

　好中球って変な名前ですよね。中が好きって、いったいなにが好きやねんって思いません？　先に書いたように、好中球、好酸球、好塩基球という三兄弟みたいな名前の細胞のうちの一つです。三つまとめて顆粒球といいます。名前のとおり細胞の中に顆粒を持っている白血球です。

　赤血球はヘモグロビンがいっぱい入っ

ているから赤いのですが、白血球は白いわけではなくて半透明の無色です。19世紀の後半、医学の中心はドイツでした。医学だけでなく化学工業も盛んであったその頃のドイツで、医学者たちは化学的に作られたいろいろな染料で細胞を染めていきました。その過程で、顆粒を持つ白血球は、顆粒の染まり方で3種類に分けられることに気付きました。中性、酸性、塩基性（アルカリ性）の物質を染める色素があって、それぞれの色素で染まる顆粒を持っている顆粒球を、好中球、好酸球、好塩基球と名付けたのです。こう聞いたら納得で覚えやすいし、ええ名前やと思えてくるかもしれません。

好中球は血液の中を流れていて、細菌感染がおこったところへ移動していきます。マクロファージのもとは血液の中を流れている単球という細胞で、組織の中に移動してから、マクロファージに変身します。このように、ある細胞が成熟して機能を獲得することを、「分化」といいます。マクロファージの日本語名、あまり使われませんが大食細胞といいます。おおぐい、ではなくて、たいしょく、です。やたらと食べてくれそうで、頼りになる感じです。

細菌が貪食される、と書いてきましたが、細菌だけではなく、他の種類の異物も貪食されます。また、異物でなくとも、なんらかの理由で死んでしまった細胞の亡きがらも貪食されます。それから、好中球は異物を食べるとすぐに死んでしまうのですが、マクロファージは長生きです。もう一点、後で述べるように、マクロファージは異物を消化して抗原として獲得免疫系に引き渡すという大事な働きもします。

ここでちょっと無《む》駄話《だばなし》を。マクロファージは入《い》れ墨《ずみ》と関係があります。入れ墨は、皮膚に色素を注入したものです。色素はマクロファージに食べられるのですが、リソソームの酵素《こうそ》でも消化できないので、そのまま残ります。昔は、いったん食べたマクロファージがいつまでも生き残るから、色が広がらずにとどまって絵《え》柄《がら》が残る、と考えられてました。しかし、長生きとはいえ、マクロファージは数年で死にます。そうなると、色素が放出されてしまうのですが、それをまた近くにいる別のマクロファージが食べて色素が残ったままになるのです。

感染するとからだになにが起きるのか？――急性炎症《えんしょう》

風邪のところで少し説明した炎症《えんしょう》、再登場です。細菌感染などがあったとき、数時間という単位で急速に始まり、数日でおさまる炎症が急性炎症です。それに対して、何週間も、時には何年も続くのが慢性《まんせい》炎症です。細菌性の急性炎症では、好中球とマクロファージが大活躍します。どんな活躍をするのか、ちょっと紹介してみます。

皮膚にケガをして細菌感染がおきたときを例にとります。まずやってくるのが好中球です。血管から感染した場所へと好中球が移動していきます。これを「遊走」といいます。別に遊んでるわけではなくて、しっかりとした働きをするために走っていくんですけど、なぜか遊走と

図10｜細菌による急性炎症

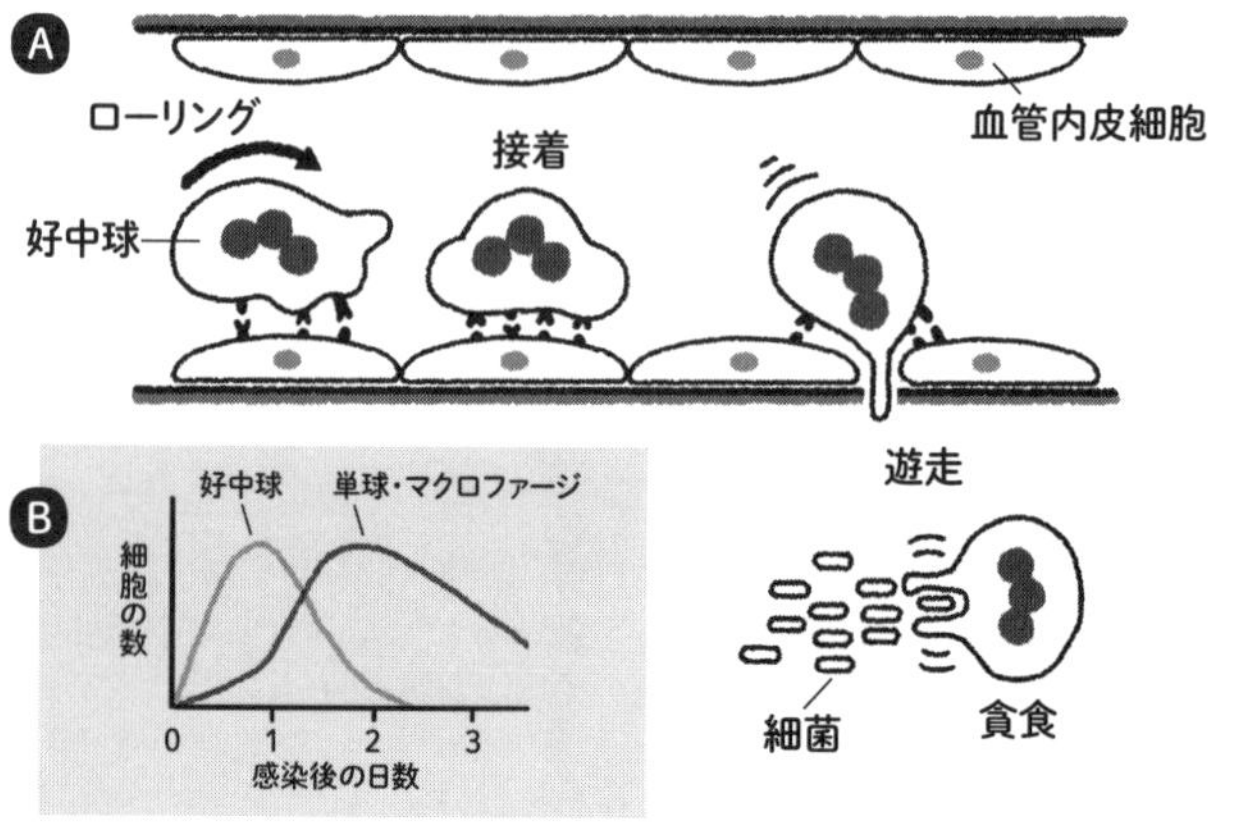

A　好中球は、細菌が分泌する物質によって引き寄せられます。そのとき、好中球は、まず、血管壁をローリングで転がって、接着し、血管内皮細胞の間を通り抜けて、細菌感染のある場所へと遊走します。そして細菌を貪食します。

B　細菌感染がおきると、まず好中球、そして単球・マクロファージがやってきます。

呼びます。そのメカニズムをもう少し詳しく説明します。

血管の内側は、一層の「血管内皮」と呼ばれる細胞で覆われています。白血球は、血管の中を流れているのですが、細菌感染している場所の近くになると、血管内皮にくっついて、ころころと転がり始めます。これを「ローリング」と言います。そして、血管壁の血管内皮にピタッとくっついて止まります。そして、内皮細胞と内皮細胞の間をすり抜けて、組織の中にはいっていき、細菌のあるところへたどりつきます。どうしてこのようなことがおきるのかというと、好中球には細菌が持っている物質を感知する能力があるからです。すごくよくできています（図10Ａ）。

このようにしてやってきた好中球は細菌を食べて、酵素パワーで殺します。しかし、その後、好中球も死んでしまいます。次の段階で活躍するのがマクロファージで、その死骸《しがい》、好中球と細菌の死骸を、パクパク、かどうかわかりませんが、とにかく食べてくれます。好中球がやってくるまでに6時間から24時間ですが、それから1日くらいの間に無くなってしまいます。単球が血液中からやってきてマクロファージに分化して食べてくれるのは好中球が活躍した後で、感染して24時間から48時間の間になります。いずれも素早い反応です（図10Ｂ）。

ウイルスに感染した細胞を殺す——ＮＫ細胞

リンパ球には大きく3種類、Ｔ細胞、Ｂ細胞とＮＫ細胞があります。Ｔ細胞とＢ細胞が獲得免疫で重要な役割を果たすのに対して、ＮＫ細胞は自然免疫で活躍します。ウイルスやら細菌やらに感染した経験がなくても、自然に備わっているのでナチュラル、そして、細胞を殺すからキラーです。生まれながらの殺し屋、怖いけどちょっとかっこいいです。

後で詳しく説明しますが、「ＭＨＣ（主要組織適合性複合体）」というタンパク質があります。細胞表面に存在するタンパク質で、獲得免疫における異物の認識に重要です。クラスⅠとクラスⅡがあるのですが、クラスⅠのＭＨＣはほぼすべての細胞の表面に存在しています。

ＮＫ細胞は、ＭＨＣクラスⅠの発現量が低下した細胞を狙《ねら》って殺す細胞です。どのような細胞でＭＨＣクラスＩの発現が低下しているかというと、がん細胞やウイルスが感染した細胞です。なので、ＮＫ細胞は、がん細胞やウイルス感染細胞を殺すことができるのです。

　生命科学ではよく使う言葉なので、なにげなく使いましたが、「発現」ってわかりますか？普段《ふだん》はあんまり使わないですね。広辞苑には「現れ出ること。」とあります。タンパク質は遺伝子の情報をもとにして作られるので、あるタンパク質が細胞に存在しているときに、わざわざこういった言葉が使われるのだと思います。先の文章の場合は、単に「そこにある」くらいに考えてもらったらいいです。

　ＮＫ細胞をがんの治療《ちりょう》に用いようという試みがあります。可能性はずいぶんと以前から言われているのですが、まだ十分な治療法にはなっていません。それから、笑うとＮＫ細胞の活性があがるという報告もあります。笑ってＮＫ細胞活性をあげて、がんを治せたらいいんですけど、それほど高い効果はないでしょう。でも、病気の人が笑って明るい気持ちになるというのはいいことですよね。

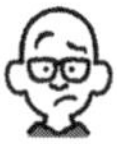

生まれた後にできる個別の免疫——獲得免疫

　自然免疫は生まれながらにして備わっている免疫です。そのもう一つの特徴《とくちょう》は、非特異的ということです。自然免疫で働く好中球やマクロファージは、いろいろな種類の細菌に幅広く対応できます。ところが、獲得免疫はそうではありません。あるB細胞は特定の抗原、たった1種類の抗原にしか反応できません。T細胞もそうです。ただし、たった1種類の抗原に反応するB細胞とT細胞の数がものすごくたくさんあるので、全体としては、いろいろな抗原に対応することができるのです。

敵を攻撃する二つの方法

獲得免疫は大きく、液性免疫と細胞性免疫に分けられます。

まず、液性免疫とは抗体による免疫反応です。たとえば、細菌に抗体が結合すると、マクロファージに貪食されやすくなります。また、ウイルスに結合すると、そのウイルスの感染性がなくなる場合があって、そのような抗体は「中和抗体」といいます。酸塩基反応の中和と同じです。

抗体はどこかから自然に湧《わ》いてくるわけではありません。リンパ球のうちのB細胞が分化してできた形質細胞が産生します。液性免疫は、最終的に機能を発揮するのが、血液や粘液といった液体の中に含まれる抗体なので「液」性と呼ばれています。先にも述べましたが、それぞれのB細胞は、特定の抗原に対して特異的に結合するたった1種類の抗体しか産生することができないということは、しっかり頭にいれておいてください。その産生メカニズムについては、後で詳しく説明します。

細胞性免疫は、ウイルスに感染した細胞やがん細胞をＴ細胞が攻撃《こうげき》する現象です。こういったＴ細胞を、細胞傷害性Ｔ細胞、あるいは、キラーＴ細胞といいます。さっき、ＮＫ細胞がウイルス感染細胞を攻撃するって言ってたやん、と思ったかもしれません。はい、言いました。ＮＫ細胞は、自然免疫、すなわち、ウイルスの種類を問わず、ＭＨＣクラスＩの発現が低下した感染細胞を攻撃することができます。一方の細胞傷害性Ｔ細胞は、その細胞に感染しているウイルスに由来する抗原を特異的に認識して、特定のウイルスに感染した細胞だけを攻撃するのです。

片方でいい、と思われるかもしれませんが、それは違います。というのは、ＮＫ細胞と細胞傷害性Ｔ細胞では細胞を認識するメカニズムが違うからです。ＮＫ細胞は、ＭＨＣクラスＩが減った細胞を殺すのに対して、細胞傷害性Ｔ細胞は、ＭＨＣクラスＩを利用して殺します。

ＭＨＣクラスＩというのは、面白いタンパク質で、細胞の中にあるタンパク質の断片を、唇《くちびる》ではさむかのようにくわえこんで、細胞の表面に出てきます（１４９ページの図11A）。ですから、ウイルスが感染した細胞では、ウイルスのタンパク質が抗原としてＭＨＣクラスＩ分子によって細胞表面へと「提示」されます。

それをＴ細胞の上の受容体（Ｔ細胞受容体）が認識します。それ、というのは、ＭＨＣクラスＩ分子と提示されたウイルスタンパク質の断片をいっしょにまとめて、ということです。面白いと思いませんか。え、思わないって？　う〜ん、思ってほしい。

　普段の生活を考えてみてください。自分が自分であることを知るには、自分がいるだけでは不十分で、他人がいてくれて初めてわかるのです。免疫系は、異物＝非自己であることを知るために、自己のＭＨＣクラスⅠ＝自己の分子と、ウイルスのタンパク質由来の抗原＝非自己の分子を、Ｔ細胞受容体が同時にまとめて認識します。自分と他人がいるから、自分がわかる、というのと本質的に同じことではないでしょうか。これを初めて知った時は、本当に嬉《うれ》しくなったんですけど、そんなふうに思ったりするのはわたしだけですかね。

ややこしいけど、いろいろあるぞＴ細胞

　Ｔ細胞には、がん細胞やウイルス感染細胞を殺す細胞傷害性Ｔ細胞の他に、ヘルパーＴ細胞と制御性《せいぎょせい》Ｔ細胞があります。ヘルパーＴ細胞は、ヘルパーというだけあって、いろいろな免疫細胞を助ける働きをします。マクロファージを元気づけたり、炎症反応を引き起こしたり、あるいは、他のＴ細胞やＢ細胞を刺激したりします。もちろん、それぞれのＴ細胞は特定の抗原だけに反応して、そのような働きをします。では、どのようにして、特定の抗原に反応するのでしょう。

　ここでも活躍するのはＭＨＣです。ただし、クラスⅠではなくて、クラスⅡのＭＨＣです。ＭＨＣクラスⅠは、ほぼすべての細胞に発現していますが、それに対して、クラスⅡは、マク

ロファージや樹状細胞、Ｂ細胞といった免疫細胞にしか発現していません。樹状細胞というのが初めて出てきましたが、樹木のような突起を持っているので樹状細胞です。

ＭＨＣクラスⅠは、その細胞で作られたタンパク質の断片をくわえたような形で細胞表面に抗原提示する、という話をしました。それから、ウイルスはタンパク質を作るのに細胞の力を借りるという話を思い出してください。言い換《か》えると、ウイルスのタンパク質は、そのウイルスが感染した細胞が作っているということです。なので、あるウイルスが細胞に感染すると、そのウイルスの作るタンパク質は、ＭＨＣクラスⅠによって異物として細胞表面に抗原提示されるのです。

では、ＭＨＣクラスⅡは、どのようなタンパク質を抗原として提示するかというと、外来性のタンパク質、細胞が外から取り込んだタンパク質です。マクロファージや樹状細胞は、細菌やウイルス、あるいは、ウイルス感染によって死んでしまった細胞の死骸や断片などを取り込みます。そして、取り込んだものに由来するタンパク質を抗原として提示するのです（図11B）。

このような働きをする細胞を抗原提示細胞といい、マクロファージや樹状細胞がそれにあたります。マクロファージは貪食して細菌を殺すなど他の働きもしますが、樹状細胞は抗原提示だけが役目で、そのお役目においてはマクロファージよりも有能です。なので、樹状細胞は「プロフェッショナル抗原提示細胞」といわれることもあります。いかにも仕事ができそうな

図 11 ｜ MHC による抗原提示

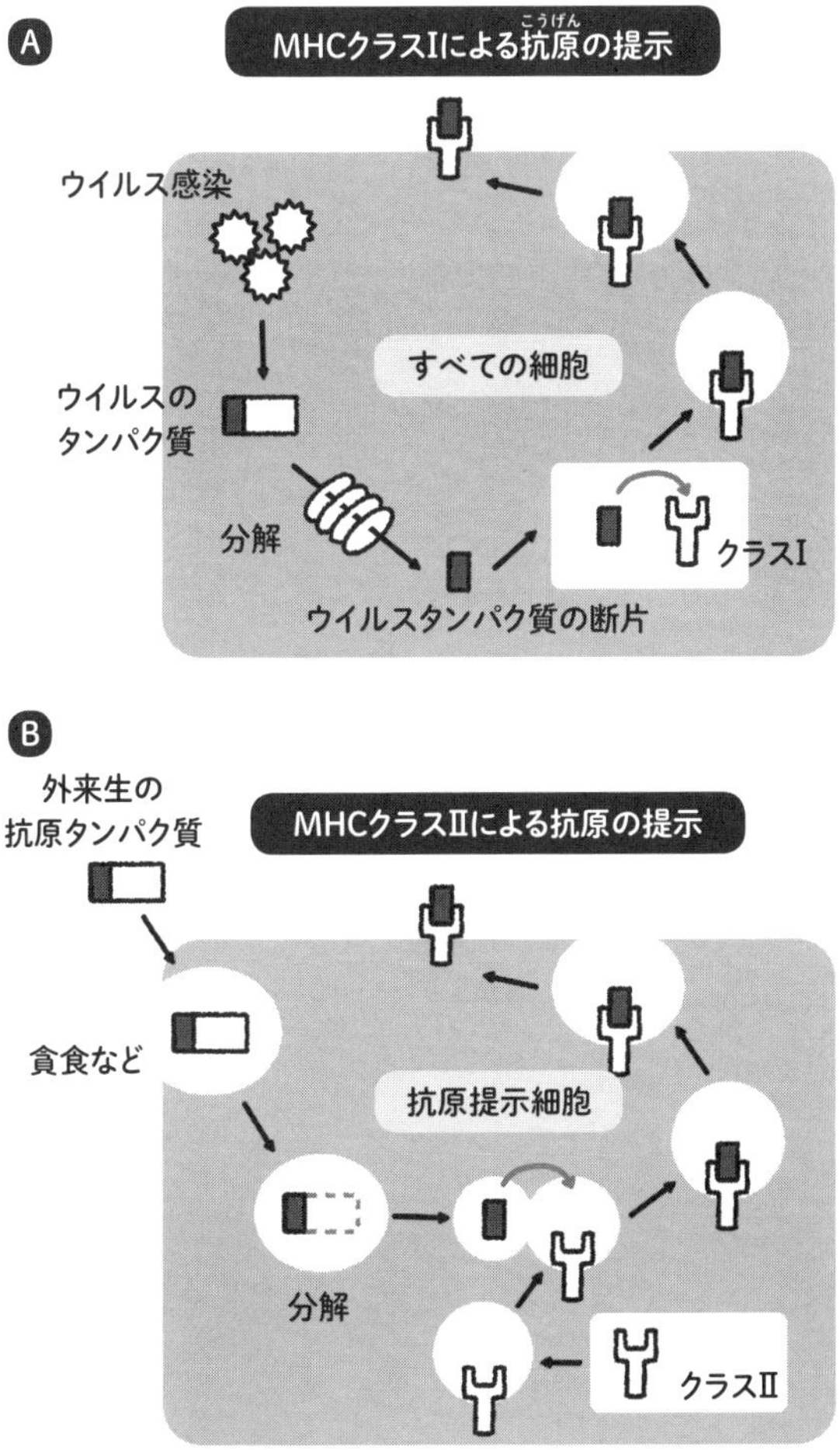

細胞の中で作られた抗原はクラスIのMHCによって（Ⓐ）、細胞の外から貪食などによって取り込まれた抗原はクラスIIのMHCによって（Ⓑ）、その断片が提示されます。

名前です。

クラスⅡのMHCがどのような細胞に対して抗原を提示するのかというと、その相手方がヘルパーT細胞です。抗原が提示されると、その抗原を認識するヘルパーT細胞が元気づけられて（専門的には、活性化されて、といいます）、その活性化されたT細胞が、さらに、マクロファージを活性化したり、炎症反応をおこしたり、T細胞やB細胞を活性化したりするのです。

このようにして、外から取り込まれた抗原は、MHCクラスⅡを介《かい》してヘルパーT細胞に認識され、抗原特異的な反応がおこります。MHCの話、少し長くなりましたけど、ガッテンしていただけましたでしょうか。

自己免疫疾患のところで述べますが、免疫反応が強くおこりすぎると、困ったことになります。そうならないように、免疫反応がいきすぎないように抑制《よくせい》するT細胞、制御性T細胞というのがあります。この細胞は、大阪大学の坂口志《し》文《もん》先生が、たったひとりで発見されたものです。最初は誰も相手にしてくれなかったのですが、今では免疫学の一大分野となり、坂口先生はノーベル賞の有力候補になっておられます。

これでリンパ球が出そろいました。B細胞、T細胞、NK細胞の特徴を簡単な図にしておきますので、ざっとおさらいしておいてください（図12）。

図12 | B細胞、T細胞、NK細胞の機能

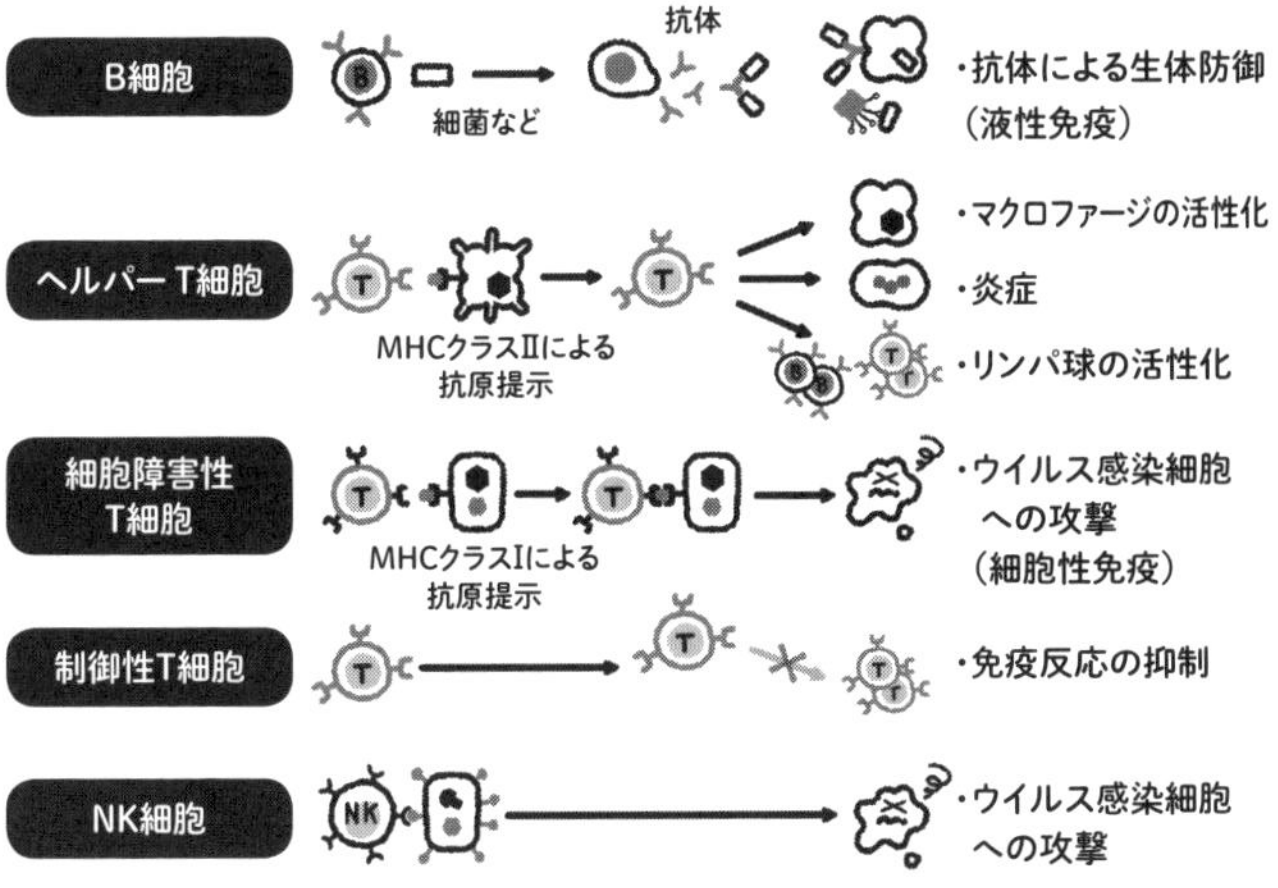

ややこしいかもしれないので、B細胞、T細胞、NK細胞の機能をざっくり整理してみました。
（『Robbins Basic Pathology』の図をもとに改変して作成）

抗体の作られかた

いよいよ、これまでに何度も登場した抗体の話です。まず、抗体の構造を見てみましょう。抗体の物質名――本名と言ってもいいかもしれません――は、「免疫グロブリン」といい、2種類のタンパク質（大きいほうが重鎖《じゅうさ》、小さいほうが軽鎖《けいさ》です）が2本ずつからできたY字型をしています。Y字の開いたほうを可変部、一本足のほうを定常部といい、可変部の先っちょで、鍵と鍵穴のような特異性を持って抗原と結合します（次ページの図13）。

抗体は、じつにさまざまな抗原に対して作られます。ウイルスとか細菌に由来する物質だけでなく、完全に人工

図13 ｜ 抗体の構造

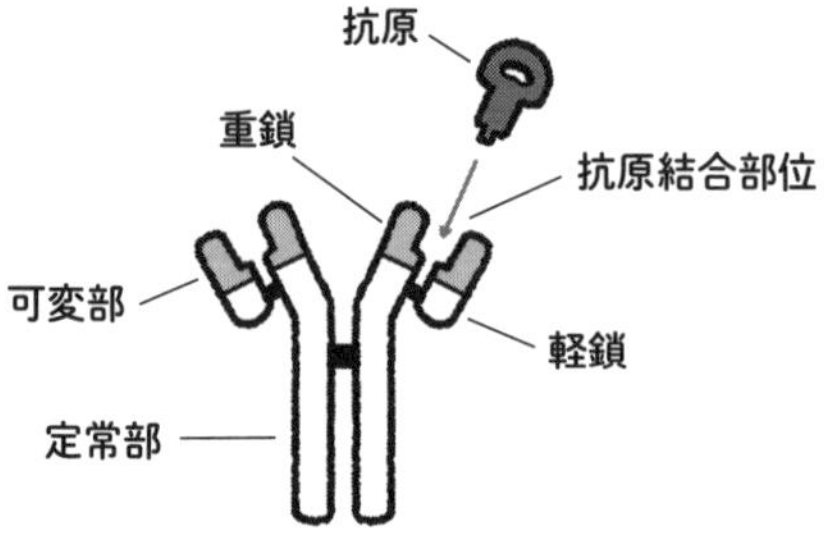

抗体は、重鎖と軽鎖、それぞれ2本ずつから構成されるY字型をしたタンパク質です。その根元が定常部で、開いた方が可変部です。可変部の先っちょが抗原と結合する部位で、鍵と鍵穴のような「特異性」をもって抗原と結合します。

的な化学物質に対する抗体さえ産生されます。不思議ですよね？　タンパク質の設計図である遺伝子は2万個しかないのに。さて、どうして、ありとあらゆると言っていいほど存在する抗原を認識できるくらいたくさんの種類の抗体ができるのでしょう。この謎《なぞ》を解いてノーベル賞に輝《かがや》かれたのが利根川進先生です。その鍵は遺伝子の再構成という現象でした。

　免疫グロブリン重鎖の遺伝子がどうなっているかを見てみましょう（図14）。いちばん右側にあるのが定常部の遺伝子（C）です。1個だけしかありません。ところが、可変部の遺伝子領域は、いくつもの小さな遺伝子に分かれています。左から順に、ヒトの場合は、V遺伝子が44個、D遺伝子が27個、J遺伝子が6個です。これは、からだ中のどの細胞でも同じです。ところが、B細胞が分化するにつれて、遺伝子の

図14 ｜ 免疫グロブリン遺伝子と、その再構成

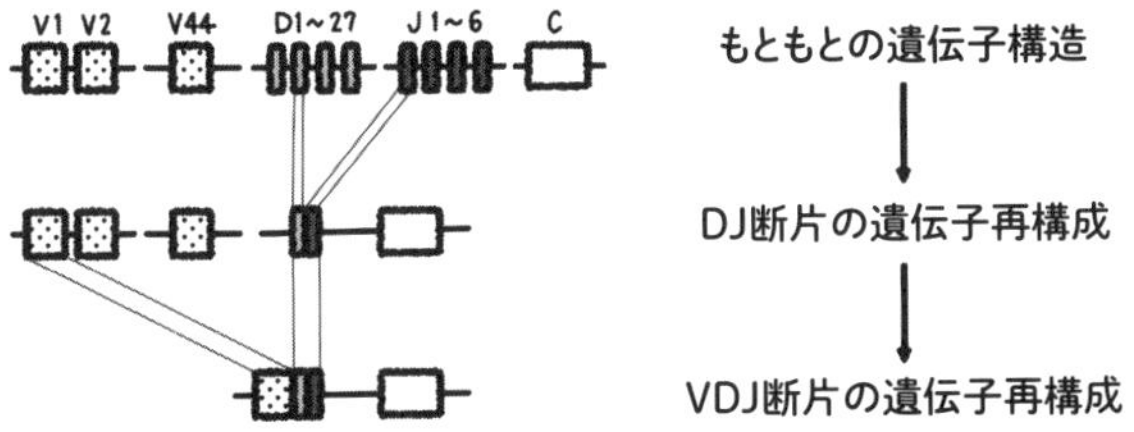

免疫グロブリン遺伝子の重鎖はV、D、J、三つの領域がランダムに組み合わされて再構成されます。軽鎖はVとJ、二つの領域の再構成です。これらの組み合わせにより、膨大な種類の抗原と結合できる抗体ができます。

「再構成」がおきます。

Ｖ遺伝子、Ｄ遺伝子、Ｊ遺伝子から１個ずつが選ばれて結合するのです。そして、その選ばれ方はほぼランダムです。なので、重鎖だけで44×27×6＝約７０００通りの組み合わせがあります。一方の軽鎖は、名前は同じですが、重鎖とは中身の違うＶ遺伝子とＪ遺伝子があって、やはり再構成が行われ、こちらは約３００通りになります。重鎖と軽鎖がランダムに組み合わされて可変部が作られますから、７０００×３００で、これだけでおよそ２００万種類もの抗体がつくられ、そのそれぞれが対応した抗原と結合するのです。実際には、可変部にさらなる変異がおきるので、おそらくは何億種類にもなると考えられています。すごい数ですよね。また、Ｔ細胞受容体の多様性も、似たような仕組みで再構成が行われることがわかっています。

ＶＤＪ組み替《か》えのおこった免疫グロブリン遺伝子をもうすこし遠くから眺《なが》めてみましょう（図15）。定常部が1個と言いましたが、すみません、わかりやすくするためにちょっとウソをつきました。実際には8個あります。μ、δ、γ、ε、α、順に、ミュー、デルタ、ガンマ、イプシロン、アルファ、です。ギリシャ文字で、アルファベットでいうと、m、d、g、e、aに相当します。それから、γだけは1、2α、2β、3の4種類があります。

Ｂ細胞で最初に作られる抗体は、再構成したＶＤＪとμの遺伝子からで、免疫グロブリンＭ、略してIgMといいます。Igは、免疫グロブリンの英語、Immunoglobulinの頭文字です。活性化されたＴ細胞からのシグナルを受けて、γ遺伝子からのIgG、ε遺伝子からのIgE、α遺伝子からのIgAが作られるようになります。いちばんたくさん作られるのがIgG、アレルギーに関係するのがIgE、粘膜での免疫に関係するのがIgAです。IgDの機能は、いまひとつはっきりしていません。

IgMを作るＢ細胞が、IgDかIgGかIgEかIgAを作るＢ細胞に分化するのですが、そのとき、図のようにIgMからIgEを作るようになっても、可変部、すなわち、ＶＤＪは変わりません。同じ抗原を認識するＢ細胞で定常部だけが替わるということです。免疫グロブリンの種類のことはクラスといいます。なので、免疫グロブリンのクラスが替わることは、クラス替え、ではなくて、クラススイッチといいます。

いだてん噺

細馬宏通

NHK大河「いだてん〜東京オリムピック噺〜」全四十七回を徹底的にレビュー！　戦前戦後を一気にかけぬける名作ドラマを深く楽しむ。

▼二五〇〇円

その男、佐藤允

佐藤闘介

佐藤允さんの代表作『独立愚連隊西へ』公開六十周年を記念して、ゆかりのある方々にインタビュー。その役者人生に迫ります。

▼二二〇〇円

俺の残機を投下します

山田悠介

落ちぶれたプロゲーマーに待っていた奇跡とは？　大ヒット『僕ロボ』から三年、ミリオンセラー作家が放つ感動大作！

▼一一五〇円

壁はいらない

皆で手をつないで繋がることって本当に

図15 ｜ 免疫グロブリンのクラススイッチ

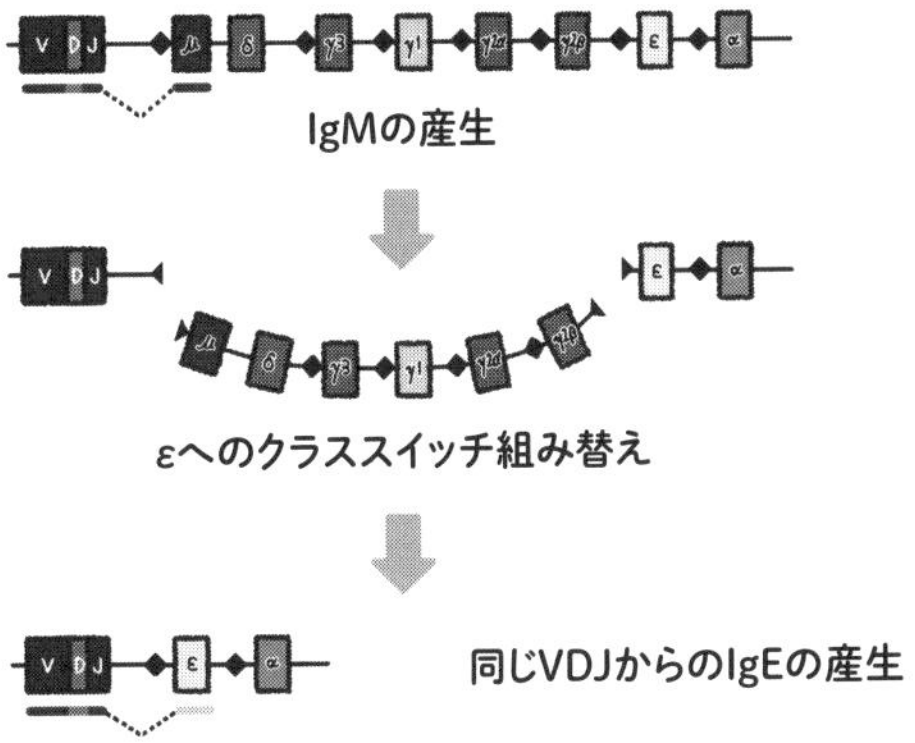

免疫グロブリンには、IgM、IgD、IgG、IgE、IgAという五つのクラスがあります。可変部をそのままにして、最初に作られるクラスであるIgMから他のクラスの免疫グロブリンが産生されるようになる過程をクラススイッチと呼びます。

ウイルスなどに初めて感染したとき、最初に作られる抗体はIgMです。しかし、クラススイッチが起きて、次第にIgGへと移行します。だから、IgMクラスの抗体だけがある場合は、その感染が最近のものであることがわかるのです。

わたしは、5年ほどの間、がんの免疫療法でノーベル賞を受賞された本庶佑《ほんじょたすく》先生の研究室でお世話になっていました。厳しくも、厳しくも、厳しい5年間でした。しかし、後から振り返ってみると本当に楽しい思い出ばかりです。本庶先生の研究室で学ぶことがなかったら、いまのわたしはありません。良き師匠《ししょう》の下で学ぶことはとても大事なことです。

ノーベル賞は、がん免疫の研究に対し

て与えられましたが、本庶先生が長い間取り組んでこられたのはクラススイッチの研究で、その研究内容もノーベル賞級です。偉い先生は違います。本庶先生のノーベル賞受賞講演はYoutubeで見ることができますが、その内容の半分以上は、がんの免疫療法ではなくてクラススイッチについてでした。英語ですけれど、この本に書いてあるくらいの免疫学の知識があったら、そこそこわかると思います。興味のある人は、【Honjo × Nobel Lecture】で検索して、ぜひ見てください。むっちゃかっこいいです。

免疫も記憶する

記憶といえば脳ですよね。でも、免疫にも記憶《きおく》があるんです。たとえば、はしかの免疫。前の章で、はしかの終生免疫について書いたように、一度かかっただけで、死ぬまでとはいかないまでも、ずいぶんと長い間かからなくなるのです。ということは、免疫系が、はしかにかかりました、ということをどこかで記憶しているはずです。

まず1回目の感染で何がおきるか、を見てみましょう。はしかのウイルスが樹状細胞に取り込まれます。そして、樹状細胞は、はしかウイルスに由来する抗原、ここでは、抗原（は）としましょう、をT細胞に提示し活性化します。この段階のT細胞は、今まで一度も抗原に接したことがないので、ナイーブT細胞といいます。ナイーブ、わかりますか？　純朴《じゅんぼく》とかそういう意味です。抗原提示をうけたナイーブT細胞はエフェクターT細胞になります。エフェクターT細胞はヘルパーT細胞として他の細胞と協力し、はしかウイルスをやっつける免疫反応を引き起こします。エフェクターT細胞のほとんどは死んでしまうのですが、一部はメモリーT細胞（記憶T細胞）として残ります。

また、抗原（は）に対する抗体を産生するB細胞もT細胞によって活性化され、IgGへのクラススイッチが生じます。いろいろな違いがあるのですが、ざっくりいうと、IgMよりIgGの方が抗体としての性能が高くて大量に生産されると考えてください。

2回目の感染が生じるとします。そのとき、すでに抗原（は）に対するメモリーT細胞が存在します。また、すでにクラススイッチが生じて、IgGを作る準備のできたメモリーB細胞も存在します。なので、一気に、1回目よりも迅速かつ大量にIgG抗体が作られるのです。

また、1回目の感染を麻疹ワクチン、2回目が本当の麻疹ウイルスによる感染と考えると、ワクチンの作用がよくわかります。ワクチンを打っておけば、いざというときに素早くたくさんの抗体ができる準備ができているというわけです。

血液型のはなし――知っているようで知らないこと

免疫反応のお話はこれで一段落です。どうでしたか？　ちょっと難しかったかもしれません。次は、抗原抗体反応のわかりやすい例として、なじみのある血液型の話をします。

血液型とは、赤血球の膜《まく》にある抗原によって区別される血液のタイプをいいます。抗原の違いですから、ある抗体に反応する、反応しない、ということによって分けることができます。さて、どれくらいの種類があると思いますか？　なんと37種類も知られています。でも、輸血するときに型をあわせないといけない血液型、言ってみれば、重要な血液型は、ABO型とRh型の二つです。

A型とB型はなにが違う？

赤血球の表面にA抗原を持っているのがA型、B抗原を持っているのがB型、両方を持っているのがAB型です。O型抗原を持っているのがO型、だったらわかりやすいのですが、違います。どちらも持っていないのがO型です。また、血液の非細胞成分、すなわち血液中の液体のことを血清といいますが、A型の人の血清中にはB型に対する抗体、B型の人の血清中にはA型に対する抗体、O型の人の血清中にはA型に対する抗体とB型に対する抗体の両方があります。一方、AB型の人には両方ありません。

抗体というのは非自己の異物が体内にはいって産生されるのが普《ふ》通《つう》です。けれども、A型の人は抗《こう》B型抗体を持っているというように、ABO血液型では生まれながらにして抗体を持っています。こういうのを自然抗体と言います。IgM型の抗体なのですが、どうして自然抗体ができるのかはよくわかっていません。

血液型は、一般的に凝集《ぎょうしゅう》反応で調べます。抗《こう》A型抗体を、A型の抗原を持っている赤血球、すなわち、A型あるいはAB型の人の赤血球に加えると、赤血球が抗体によってくっつきあって、目で見えるような大きな固まり＝凝集塊《ぎょうしゅうかい》を作ります。これが凝集反応です。

血液型は慎重《しんちょう》にあわせて輸血しないといけません。たとえば、A型の人にB型の血液を輸血したとします。そうすると、A型の人の血清にある抗B抗体が、輸血されたB型の赤血球に結合します。その結果、溶血《ようけつ》――赤血球が破壊されること――がおきます。そして、発熱や、血圧の低下、ヘモグロビン尿《にょう》（尿にヘモグロビンが排出《はいしゅつ》されること）、腎不全《じんふぜん》などが生じ、最悪の場合、死ぬこともあります。

こういった輸血は異型輸血といって、決してあってはならないことですが、医療《いりょう》事故として時々報道されます。原理的には、A型、B型、あるいはO型の血液をAB型の人に輸血、O型の血液をA型、B型、AB型の人に輸血しても大丈夫なのですが、実際に行われることはありません。

ABO式血液型の元になるのはH物質と呼ばれる物質です。それに「N-アセチルガラクトサミン」という糖がくっついていたらA型抗原、「ガラクトース」という糖がくっついていたらB型抗原です。N-アセチルガラクトサミンとガラクトースは、とても似た構造をした糖ですが、どちらがくっつくかによって抗原性がかわるのです。A型の人とB型の人は、それぞれ、

図16 ｜ ABO型血液型

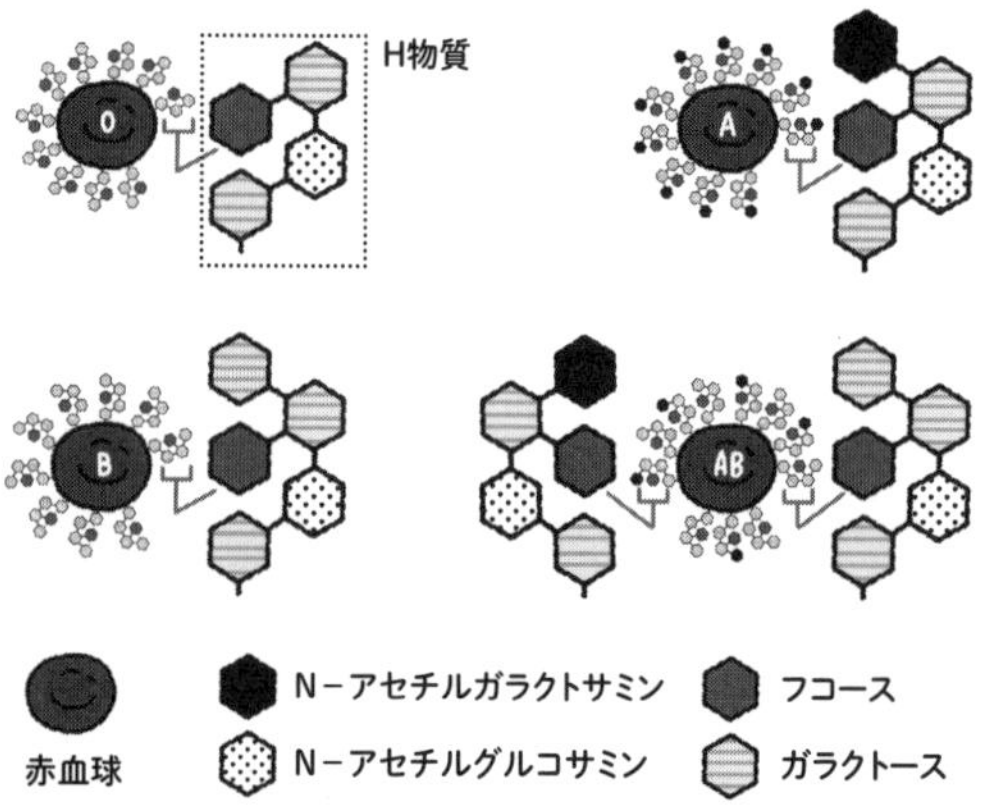

ABO血液型は、H物質に結合した糖鎖のほんのわずかな違いによります。
（Wikipedia「ABO式血液型」の図版をもとに作成）

N－アセチルガラクトサミンあるいはガラクトースをH物質にくっつける酵素を持っています。また、AB型の人は両方の酵素を持っていて、O型の人はどちらも持っていません。なので、このような違いができるのです（図16）。

　血液型が遺伝するのは知ってますよね。では、どんな遺伝子がABO型を決めているのでしょう。それは、それぞれの糖をくっつける酵素の遺伝子です。中学校でメンデルの法則を習ったと思いますが、そこで出てくるのはエンドウの子葉が緑か黄色かの遺伝です。エンドウでは黄色が優性、緑色が劣性《れっせい》でした。だから、黄・黄あるいは緑・黄の遺伝子型なら黄色、緑・緑の遺伝子型なら緑色になります。

ちょっと話がそれますが、優性と劣性というのは、あくまでもどう遺伝するかの話なのですが、よく、ある遺伝子そのものが優れている、劣っている、と勘違《かんちが》いされることがあります。遺伝子に決して優劣などありません。なので、これからは、優性を顕性《けんせい》、劣性を潜性《せんせい》、と変えていこうと提唱されています。教科書などでの記載《きさい》も入れ替《か》わっていくでしょうから、覚えておいたほうがいいでしょう。

ＡＢＯ型の場合はエンドウの色と少し事情が違います。Ａの遺伝子とＢの遺伝子は対等に発現します。こういった場合を相互《そうご》優性とか共優性とかいいます。また、Ｏ型の場合はどちらも発現していないということです。なので、Ａ型の人の遺伝子型はＡＡの場合とＡＯの場合が、Ｂ型の人の遺伝子型はＢＢの場合とＢＯの場合があります。ＡＢ型の人はＡＢ、Ｏ型の人はＯＯしかありえません。これが頭にはいっていると、ＡＢＯ型がどのように遺伝するかはすぐにわかります。

Ａ型のお父さんとＢ型のお母さんから子どもが生まれるときを考えてみましょう。Ａ型はＡＡかＡＯ、Ｂ型はＢＢかＢＯなので、次のページの表4のような4通りがあります。

こうなるので、Ａ型のお父さんとＢ型のお母さんからＯ型の子どもが生まれる可能性もあるわけです。それから、血液型占《うらな》いを聞いたことがあるかもしれませんが、あれは、まったく非科学的で根拠《こんきょ》がありません。絶対に信じないようにしましょう。

表４

父がAO、母がBB

母＼父	A	O
B	AB	BO
B	AB	BO

父がAA、母がBB

母＼父	A	A
B	AB	AB
B	AB	AB

父がAO、母がBO

母＼父	A	O
B	AB	BO
O	AO	OO

父がAA、母がBO

母＼父	A	A
B	AB	AB
O	AO	AO

ＡＢＯ式血液型を発見したのは、カール・ラントシュタイナーという、19世紀後半から20世紀にかけてあったオーストリア＝ハンガリー帝国《ていこく》で生まれた、化学も学んだ医学者です。同僚《どうりょう》と自分の赤血球と血清を混ぜて凝集反応を観察。そこから法則性を見いだして、A型、B型、それから、C型を見つけました。そのころはO型ではなくてC型と呼んでいました。ＡＢ型は見つけていません。これでノーベル生理学・医学賞です。ちょっとちょろすぎません？

でも、ラントシュタイナーの研究はそこにとどまりませんでした。人工的な物質に対しても抗体が作られることも、次に述べるRh式の血液型も見つけたのはラントシュタイナーです。その業績から、ＥＵができてユーロが使われるようになるまで、１０００オーストリア・シリング（日本でいえば一万円札です）に肖像《しょうぞう》として使われていたほどの大偉《だいい》人《じん》です。

人工抗原やRh式血液型の発見は、第一次世界大戦後の経済状況の悪さに嫌気《いやけ》がさして、ラントシュタイナーがニューヨークにあるロックフェラー研究所に移ってからのことです。当時は、我らが野口英世もここに在籍《ざいせき》していました。この研究所は、なんと23人ものノーベル賞学者を輩出《はいしゅつ》しています。これまでにノーベル賞を受賞した日本人（受賞時に日本国籍だった人）が全部で25人ですから、どれだけすごい研究所かがわかるでしょう。

Rh式血液型

先に書いたように血液型はたくさんありますが、抗原性の強さ＝免疫反応を引き起こす強さから、輸血する際に問題になるのはＡＢＯ式とRh式です。なので、この二つが特に重要なのです。ＡＢＯ型の割合は、日本人は、Ａ型、Ｏ型、Ｂ型、ＡＢが、おおよそ、４：３：２：１です。国によって違いがあって、中南米ではほとんどがＯ型という地域もあります。血液型占いが正しかったら、そんな地域ではみんなが同じような性格ということになってしまいます。

Rh型には40種類以上の抗原がありますが、大事なのはＤ抗原と名付けられた抗原です。大事というのは、ここでも、抗原性が強い＝抗体ができやすい、という意味です。Rh血液型は＋（プラス）と－（マイナス）という言い方をしますが、Ｄ抗原があるかないかなので、より正しくはRh（Ｄ）プラスあるはRh（Ｄ）マイナスです。でも、面倒なので、通常はRhプラス、Rhマイナスという言い方をします。

日本人は、Rhマイナスが少なくて約０・５％とされています。ＡＢＯ式でいちばん少ないのは、ＡＢ型の10%ですから、ＡＢ型Rhマイナスの人は計算上０・０５％、２０００人に１人の割合しかない珍《めずら》しいタイプということになります。白人はRhマイナスが多くて約15%もいます。

まず、Rhマイナスの赤血球には抗原がないのですから、Rhプラスの人に輸血しても問題ありません。それから、ＡＢＯの場合は自然抗体があるのですが、Rhの場合にはありません。なので、Rhマイナスの人の血清には、抗Rh抗体――より正しくは抗Ｄ抗体ですが――はありません。じゃぁ、Rhプラスの血液をRhマイナスの人に輸血しても大丈夫じゃないかと思うかもしれません。確かに大丈夫なのです、ただし1回目は。

Rhプラスの赤血球がRhマイナスの人に輸血されると、抗Ｄ抗体ができてしまいます。そうなった後で、Rhプラス、すなわち、Ｄ抗原陽性の赤血球が再度輸血されると、抗体が反応して溶血反応がおきてしまいます。だから、Rhマイナスの人にRhプラスの血液を輸血してはいけないのです。

これは、ちゃんと検査して輸血しなければ避けることのできる問題です。しかし、もう一つ困ったことがあります。それはRhマイナスの女性がRhプラスの子どもを妊娠《にんしん》した時です。

Rhマイナスの人が気をつけなくてはならないこと

いきなりですが、妊娠について考えてみます。じつは、お母さんにとって、お腹の中の赤ちゃんは異物なのです。え、自分のからだの中やん、と思うかもしれませんが、赤ちゃんは、遺伝的にいうと、半分がお母さん、半分はお父さんです。お母さんとお父さん、今は仲良しかもしれませんが、もともとは他人です。なので、お父さんの遺伝子に由来する分は異物の場合があるのです。

異物だったら、免疫で排除されてしまうはずじゃないですか、と思うかもしれません。が、そうはならないようにできています。その働きをするのが胎盤《たいばん》です。胎盤を通じて、お腹の中の赤ちゃんは、お母さんから酸素や栄養分を受け取ります。でも、免疫学的な問題がおこらないように、解剖学的《かいぼうがくてき》に、お母さんの血液と赤ちゃんの血液は混じらないようになっています。じつによくできてます。しかし、ごく少量なのですが、妊娠中や出産のときに赤ちゃんの血液がお母さんのからだの中に入ってしまうことがあります。

Rhマイナス、すなわち、D抗原を持たない女性が、Rhプラスの男性と結婚して、D抗原を持った赤ちゃんを妊娠したとします。そうなると、赤ちゃんの赤血球、D抗原を持った赤血球がお母さんのからだに入ってしまいます。Rhプラスの血液をRhマイナスの人に輸血したのと同じことです。

輸血といっしょで1回目は大丈夫なのですが、問題は2回目の妊娠です。1回目の妊娠で、D抗原に対する免疫能が確立しています。なので、2回目の妊娠で、D抗原陽性の赤血球がはいってくると、抗体が大量に作られます。「抗原（は）」の話を思い出してください。抗原に接するのは2回目ですから、IgGの抗体です。IgM抗体は胎盤を通過しないのですが、IgG抗体は胎盤を通り抜けてお腹の中の赤ちゃんのからだに入っていきます。そして、IgGクラスの抗D抗体が赤ちゃんの赤血球、D抗原を持っている赤血球にくっついて、赤血球が壊されてしまうのです。赤ちゃんは貧血になり、その病気を新生児溶血性貧血といいます。重症の場合は、お腹の中で赤ちゃんが死んでしまうことさえあります。

輸血なら、検査をしてRhマイナスの血液を使えばいいだけですが、結婚相手となると、大好きなのにRhプラスだから結婚しない、というわけにはいきませんよね。でも、大丈夫。今は、この病気を予防できるようになっています。どうすると思いますか？

Rhマイナスの女性がRhプラスの赤ちゃんを妊娠・出産したら、抗D抗体をお母さんに注射するのです。そうすると、その抗体が赤ちゃん由来の血液に結合して、D抗原に対する免疫反応がおきなくなります。だから、2人目にD抗原陽性の赤ちゃんを妊娠しても大丈夫なんです。

どうです、こういうお話を聞くと、医学ってすごいなぁと思いませんか？

もう一つ、言っておきたいことがあります。医学って難しそうと思っているかもしれませんけれど、新生児溶血性貧血がどうしておきるか、それから、どうしたら防げるかは理解できたでしょう？　専門用語は多いけれど、病気のおきるメカニズムや治療の「理屈《りくつ》」というのは、この程度の難しさ、というか、易しさでしかないのです。順を追って聞けば、誰でもわかる程度のことです。なので、ぜひ、興味を持って勉強してみてください。

免疫がうまく働かないとどうなるか——免疫不全

さて、次は免疫不全です。いろいろな原因で免疫不全、すなわち、免疫がうまく働かなくなる状態が引きおこされます。さて、免疫不全になると、どうなるでしょう？　ここまで読んできたらわかってくれると思います。そうです、ウイルスや細菌に攻撃されやすくなるのです。親から受け継いだ遺伝子の異常による先天性免疫不全と、そうではなくて、生まれてからなんらかの原因によって生じる後天性免疫不全があります。先天性免疫不全は原発性免疫不全と呼ばれることもあります。もちろん、原子力発電所とは何の関係もありません。

うまれつき免疫がうまくはたらかない病気

先天性免疫不全、幸いなことに頻度《ひんど》は低いのですが、いくつもの種類があります。１６９ページの図17にあるように、リンパ球のいろいろな分化段階における異常が見つかっています。その症状はものすごく論理的です。というのは、ある段階でリンパ球の分化がブロックされると、それよりも先の細胞ができなくなって、それに対応した症状が出るからです。

まず、重症複合型免疫不全症（Severe Combined Immunodeficiency）です。長い名前なので、普通は、英語の頭文字をとってＳＣＩＤ（スキッドと読みます）と呼ばれています。Ｂ細胞もＴ細胞もできなくなる病気です。なので、液性免疫も細胞性免疫もうまく働かず、細菌感染とウイルス感染の両方におかされやすくなります。あ、大事なことを言い忘れてましたが、細菌感染には主に液性免疫が、ウイルス感染には主に細胞性免疫が働きます。

ＳＣＩＤの子どもは、すぐに感染をおこしてしまうので、それを防ぐために大きな透明《とうめい》の風船の中で過ごさなければなりませんでした。泡《あわ》（バブル）の中にいるようだったので、バブルボーイと呼ばれたこともあります。しかし、いまでは、遺伝子治療が可能になっています。ここでいう遺伝子治療とは、ある遺伝子に変異があるためにうまく機能しない細胞に、正常な遺伝子をいれてやることによって治療する方法です。

Ｔ細胞が先天的にできない病気もあります。Ｔ細胞は、胸腺《きょうせん》という臓器でつくられるのですが、その胸腺がうまく発生しないために引き起こされる病気です。これは、人の名前をとってDi-George《ディジョージ》症候群《しょうこうぐん》と名付けられています。この場合、抗体はある程度できるので、細菌感染は液性免疫によって比較的抑《おさ》えられるのですが、ウイルス感染に弱くなります。細胞傷害性Ｔ細胞ができなくなることによる症状が強いということです。

Ｂ細胞については、いろいろな段階での分化障害が知られています。Ｂ細胞が全然できなくなる病気があります。これはＢＴＫという遺伝子の異常で、ブルトン病とも呼ばれます。Ｂ細

図 17 ｜ 免疫細胞の分化と先天性免疫不全

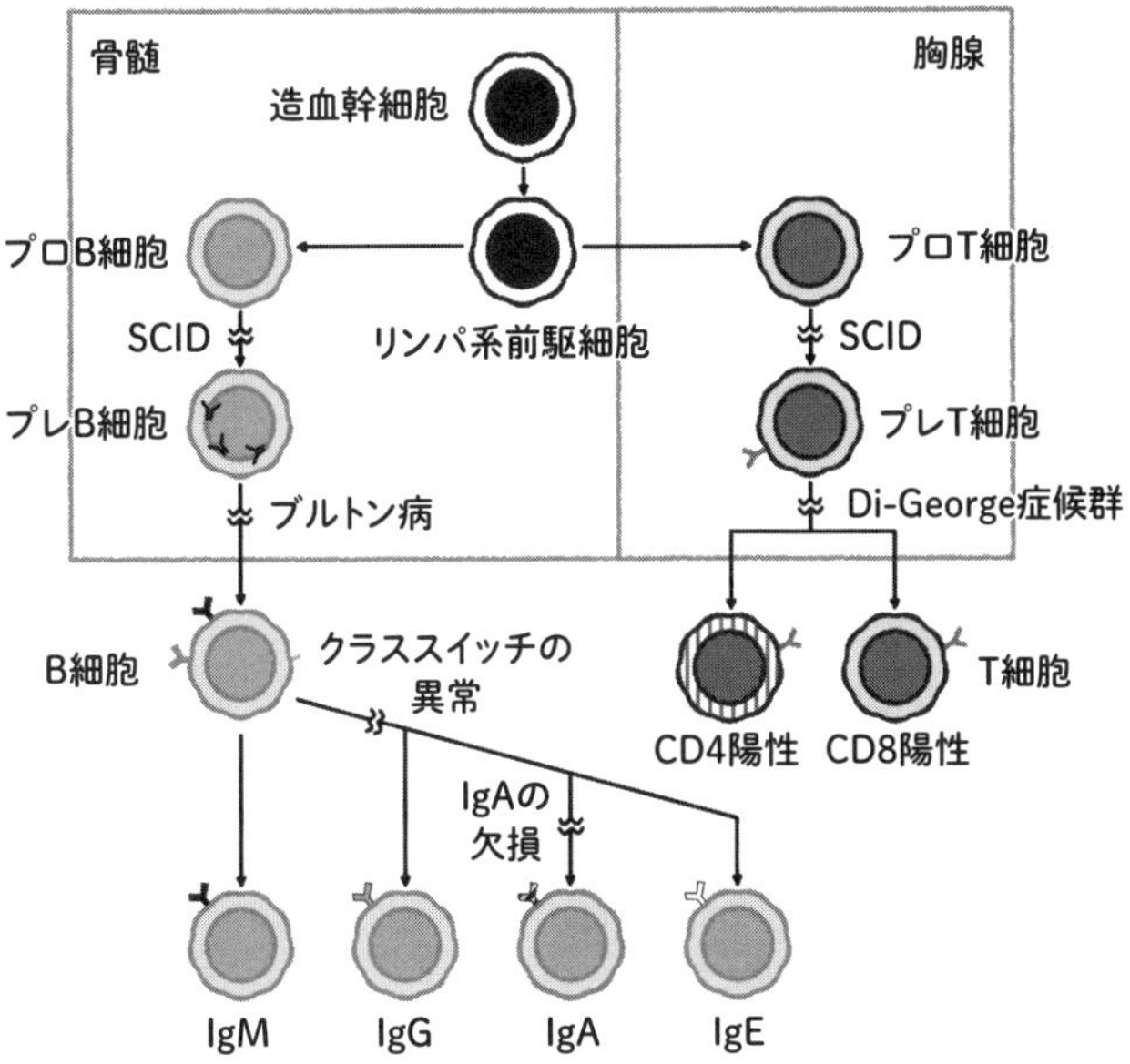

B細胞とT細胞は造血幹細胞に由来し、段階的に分化していきます。遺伝子変異によりある段階で分化が障害されると、それより先に進むことができません。そして、そのことによる症状があらわれます。

（『Robbins Basic Pathology』の図をもとに改変して作成）

胞ができないので抗体ができません。そのような人は、細菌感染に弱くなります。

他にも、クラススイッチがうまくいかなくなる病気があります。その病気では、いくつもある免疫グロブリンのクラスのうちIgMだけが貯まってきます。IgAだけが作れない病気もあります。IgAは粘膜の感染防御に必要なので、鼻の炎症や下痢が多くなります。

どうです？　リンパ球の異常が生じる段階と症状がパーフェクトに一致《いっち》していて、すっきりした感じがしませんか？

後天的に免疫が働かなくなる病気

後天性免疫不全には、さまざまな原因があります。日本でいちばん多いのは、がんに対する抗がん剤治療によるものでしょう。抗がん剤による治療は、どうしても正常な免疫細胞の産生にも影響をおよぼしてしまうので、ある程度の免疫不全状態になります。医学が進んで、がんの治療がうまくできるようになったからこそ増えてきた状態、といえるかもしれません。日本ではあまり多くありませんが、もう一つ有名なのは、後天性免疫不全症候群、すなわちＡＩＤＳ（エイズ）です。

ＡＩＤＳは、１９８１年、ロサンゼルスの男性同性愛者に広まった免疫不全症候群として最初に報告されました。これまでにもいくつか出てきましたが「なんとか症候群」というのは、はっきりとした理由がわからなくても、複数の症状が共通してあらわれるような病気のことをいいます。最初は原因が不明でしたが、ＡＩＤＳはＨＩＶ（ヒト免疫不全ウイルス）というウイルスが原因であることがわかりました。ＨＩＶは、コロナウイルスとは違うタイプですが、ＲＮＡウイルスの一種で、非常に変異の生じやすいウイルスです。

Ｔ細胞のところで、ヘルパーＴ細胞と細胞傷害性Ｔ細胞がある、という話をしました。この二つは、細胞の表面に持っているタンパク質に違いがあります。ヘルパーＴ細胞はＣＤ４、細胞傷害性Ｔ細胞はＣＤ８というタンパク質を発現しています。なので、それぞれ、ＣＤ４陽性Ｔ細胞、ＣＤ８陽性Ｔ細胞とも呼ばれます。ＨＩＶは、ＣＤ４陽性Ｔ細胞、すなわち、ヘルパーＴ細胞に感染してその細胞を破壊し、免疫不全を引きおこします。そして、いろいろな感染症にかかりやすくなります。他にも、ある種の悪性腫瘍《しゅよう》になりやすくなることも知られています。

死に至る病であるＡＩＤＳの研究は猛烈《もうれつ》なスピードで進みました。今では、何種類もの薬剤《やくざい》が開発され、ＨＩＶを抑《おさ》え込《こ》むことができます。ただし、これはＨＩＶに感染してもＡＩＤＳを発症《はっしょう》させない、ということで、体からＨＩＶを無くすことができるという意味ではありません。それに、一生、薬を飲み続けなければなりません。でも、病気が見つかってからわずか40年の間にここまで進歩したのですから、医学の力ってやっぱりすごいです。

抗ＨＩＶ薬ができたとはいえ、今でも世界中にＨＩＶ感染者は4千万人近くもいます。アフリカが特に多く、サブサハラ（サハラ砂《さ》漠《ばく》以南）だけで半数以上です。そのような地域では貧しい国が多く、薬剤が十分に行き渡らないという問題があります。

ＨＩＶには、性行為による感染、血液を介しての感染、それから、母親から赤ちゃんへの感染、という三つのルートがあります。抗ＨＩＶ薬などのおかげで、母子感染はほぼ防げるようになりました。また、献血《けんけつ》の際には十分なチェックが行われますから、血液を介しての感染もありません。ただ、日本には血液製剤を介しての感染という悲しい薬害の歴史があります。

血液製剤《けつえきせいざい》というのは、ヒトの血液を原材料として作られる薬のことです。たとえば、血友病という病気があります。血の友って、ちょっと変な名前ですが、これは、先天的な異常によって、凝固因子である第Ⅷ因子または第Ⅸ因子（ⅧとⅨはローマ数字の8と9です）を欠乏する病気です。血友病では、関節内への出血がおきやすくなるので、そのような症状が出たら、不足する凝固因子を注射する治療を行います。

その凝固因子製剤にＨＩＶが混入していたのです。混入していたとしても、加熱処理、熱をくわえてやるとＨＩＶを不活性化することができます。ところが、そのような技術が確立された後も、日本では、加熱されていない製剤、非加熱製剤が投与《とうよ》され続けたのです。その結果、千数百人もの、感染しなくてもよかったはずの人たちがＨＩＶに感染してしまいました。そのころは、まだ、いまのように優れた抗ＨＩＶ薬がなかったので、多くの人が亡くなられました。

当時は、ＡＩＤＳやＨＩＶについてわかっていないことも多かったので、このような感染を完全に防げたかどうかはわかりません。しかし、適切な対応が取られていたら、被害《ひがい》をもっと小さくできたことは間違《まちが》いありません。患者さんたちは裁判をおこし、製薬会社も政府も和解に応じました。１９８０年代の事件ですが、このような事件があったことは、いつまでも記憶され続けねばなりません。

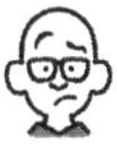

免疫が暴走したらどうなるか――免疫の異常による疾患

免疫が間違えるとき

免疫というのは、異物、すなわち非自己を認識する現象です。しかし、時たま、自己の細胞や組織を非自己と間違えて認識し、攻撃してしまうことがあります。そうしておきるのが自己免疫疾患です。

Ｂ細胞での抗体遺伝子や、Ｔ細胞でのＴ細胞受容体の遺伝子は、再構成で多様性が作られる、という話を思い出してください。遺伝子再構成はまったくランダムに生じますから、その際に自己とか非自己とかを区別することなどできません。なので、当然、自己を認識する抗体を作るB細胞や、自己を認識するT細胞ができてしまう、という困った状況《じょうきょう》になります。はて、どのようにして、そんな困った状態が回避《かいひ》されているのでしょう？

　なんと、そのような自己を認識するB細胞やT細胞は自発的にひっそりと死んでくれるのです。普通、細胞が死ぬと炎症反応が引きおこされます。しかし、この場合にはそれがおこりません。すごいと思いませんか？　とにかくランダムに作っておいてから、危険な細胞、すなわち、自己を認識して悪さをする可能性のある細胞にはそ〜っと死んでもらうのです。

　このような細胞の死に方は「アポトーシス」といいます。また、死んでもらわないとだめな細胞が死ぬべくプログラムされているので、「プログラムされた細胞死」とも呼ばれます。他にもいくつかのメカニズムがありますが、この細胞死がいちばん大事なメカニズムです。

　免疫系は、自己に対する反応が起こらないように寛容な態度をとっていると考えることも可能です。なので、このような現象を「免疫寛容《めんえきかんよう》」といいます。なんとなく、ええ言葉です。この立場からいくと、自己免疫疾患とは、免疫寛容がうまくいかない状態、破綻《はたん》した状態ということも可能です。

　序論で紹介した1型糖尿病は、インスリンを産生する膵臓《すいぞう》のβ細胞に対する自己免疫疾患です。なので、β細胞が壊されて、インスリンの分泌《ぶんぴつ》が悪くなります。たくさんの自己免疫疾患があるので、いちいち紹介はできませんが、その多くに共通した特徴があります。それは、女性に多い、ということです。おそらく性ホルモンが関係していると考えられていますが、それがどうしてなのかはよくわかっていません。また、免疫反応を抑えてやるためには、ステロイド剤がよく使われます。

アレルギーについて知っておこう

アレルギー、聞いたことありますよね。花粉症とか、いろいろな食べ物に対する食物アレルギーとかです。ごく簡単に言うと、アレルギーとは、特定の抗原に対して免疫反応がおこりすぎる病態のことです。本当は、Ⅰ型からⅣ型（1型から4型です）までがあるのですが、一般的にアレルギーと呼ばれるのはⅠ型のアレルギーなので、ここでは、それに限って説明します。Ⅰ型アレルギーは刺激があるとすぐにおきるので「即時《そくじ》型《がた》アレルギー」とも呼ばれます。その代表選手、花粉症について説明しましょう。

花粉症に登場する主役を紹介します。一つはIgEクラスの免疫グロブリンです。もう一つはマスト細胞。あまり聞き慣れない細胞かもしれませんが、組織の中にあって、好塩基《こうえんき》性《せい》の顆粒がぎっしり詰《つ》まった細胞です。その顆粒の中には、ヒスタミンなど、いろんな働きをする物質がたくさん詰まっています。ヒスタミンがなにをするかについては、後で説明します。

IgEは、もともと、寄生虫が感染したときに活躍する免疫グロブリンです。現代社会はとても清潔になったので、寄生虫感染は非常に少なくなりました。なので、どうして寄生虫感染にだけ活躍するような免疫グロブリンがあるのか不思議な気がするかもしれません。

しかし、人類の歴史をたどると、社会が清潔になったのは、たかだかこの１００年くらいのことにすぎません。それまでは寄生虫と闘《たたか》うことが非常に大事だったのです。なので、寄生虫を専門にするような免疫系が進化してきたのだと考えられます。

ちょっと細かい話になりますが、ヘルパーT細胞にはTh1とTh2とTh17があります。3とか4とかがなくてどうしていきなり17やねん、と思われるかもしれません。理由はあるのですが、ややこしいので飛ばします。ごくおおざっぱにいうと、Th1は細菌やウイルスに対して、そして、Th2は寄生虫に対しての免疫・防御機構に働くヘルパーT細胞です。これを見ても、寄生虫が重要な敵であったことがわかります。

マスト細胞の表面には、IgEが存在します。もう少し詳しくいうと、IgEの定常部、Yの字型の根元のところ、に対する受容体があって、その受容体にIgEが結合しています。そこへ、抗原――花粉症の場合は花粉の成分――がやってくると、IgEにくっつきます。そして、近くにある受容体同士が近づきます。抗原によって橋が架《か》けられるような形になるので、「抗原によってIgE受容体が架橋《かきょう》される」と言います。これまた、賢そうな言い方です（図18）。ちなみに、アレルギーを引き起こす抗原をアレルゲンといいます。アレルギーの元、みたいな名前ですけど、ドイツ語の日本語読みです。

図18 | マスト細胞の脱顆粒と花粉症

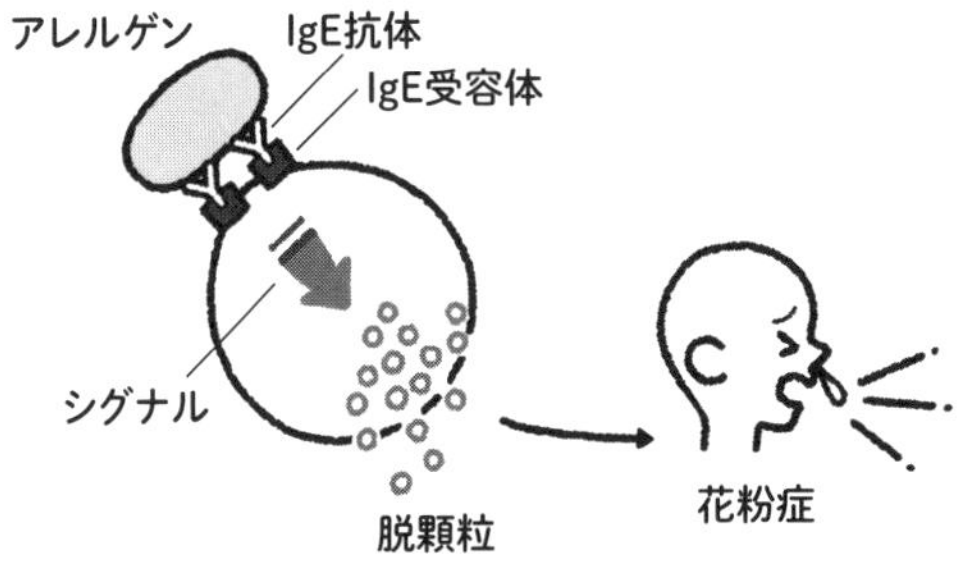

マスト細胞は、その表面にIgEの定常部に対する受容体を持っています。抗原（アレルゲン）とIgEが結合すると、その受容体同士が架橋されて、細胞内にシグナルが伝わります。そうして、ヒスタミンなどのはいっている顆粒が放出されます（脱顆粒といいます）。

アレルゲンによってIgEの受容体が架橋されると、シグナルが発生し、細胞の中を伝わっていって、顆粒が放出されます。その結果、顆粒の中に蓄《たくわ》えられていたヒスタミンなどの物質がいろいろな作用をおよぼします。他にもいろいろな物質が入っているのですが、ヒスタミンが最重要なので、その説明をしましょう。

みなさん、蚊《か》に刺《さ》されたことはあるでしょう。大阪弁では、蚊に食われた、とかいいます。いくらなんでも、蚊に食われはしないけど、まぁ、どっちゃでもよろし。そうなると、ぷくっとふくれてかゆくなりますよね。あれがヒスタミンの作用です。

ヒスタミンは神経に作用して、かゆみを脳に伝えます。そして、ふくれるのは、血管から水がしみ出すからです。ヒスタミンは血管から組織への水分の「漏《も》れ」を促進《そくしん》します。これも、かっこいい言葉で、「血管透過《けつかんとうか》性《せい》の亢進《こうしん》」といいます。今度、蚊に刺されるか食われるかしたら、あ、ヒスタミンが作用してるって思い出してください。思い出したからといって、特に意味はありませんけど。

　他にも、ヒスタミンは、血管を拡張させたり、気管を収縮させたり、気管からの粘液分泌《ねんえきぶんぴつ》を促進させたりします。時々、ハチに刺された人が亡くなった、というニュースが報道されます。あれは、ハチの毒に対するアレルギー反応が猛烈《もうれつ》におこってしまうためです。そうなると、血管が拡張して血液が急激に低下するわ（ショック状態といいます）、気管は収縮して粘液が分泌されて呼吸ができなくなるわで、亡くなってしまうことすらあるのです。このようにしておきたショックのことを、アナフィラキシーショックといいます。

清潔になったから花粉症が増えた？

　春になったら、鼻をぐじゅぐじゅいわせる人がみんなの周りにもいるでしょう。いまや、日本人の半分が花粉症だといわれています。昔から多かったかというとそういうわけではありません。１９７０年代くらいから問題になり始め、東京都の調査では、１９８０年代には1割くらいだったのが、いまや約5割に増えているのです。

　どうしてなんでしょう。スギ花粉が増えたからとか、大気汚染《おせん》のせいとか、さまざまな説があります。しかし、なかでも魅力的《みりょくてき》（?）なのが、衛生仮説という考え方です。これは、世の中が衛生的になりすぎたのが、花粉症のようなアレルギーの原因ではないかという説です。これだけですべてを説明できるわけではありませんが、おそらく正しいだろうと考えられています。面白い考え方なので、少し説明してみましょう。

衛生仮説を最初に唱えたのは、イギリスの疫学者《えきがくしゃ》デイヴィッド・ストラカンです。疫学というのは、「疾病《しっぺい》・事故などを含むあらゆる健康事象の原因や発生条件を明らかにする学問」です。ここでもまた広辞苑のお世話になりました。「疫病の流行様態を研究する学問としてはじまった」とも書いてあって、もともとは、19世紀にロンドンでコレラが大流行したときに、その原因が井戸水であるとつきとめられたことから始まりました。というエピソードは、次の章で詳しくお話しします。

そのストラカン先生、アレルギー疾患になりやすさと兄弟姉妹の数について調べてみました。どうしてそんなことを思いついたんでしょうね、不思議です。しかし、その結果、兄弟姉妹の数が多いほど、特に、兄や姉の数が多いほど、アレルギーになりにくい、ということがわかったのです。

このことから、お兄ちゃんやお姉ちゃんがいろんな微《び》生物《せいぶつ》を持ち込んで、下の子どもはそれにさらされるからアレルギーになりにくいのではないかと考え、衛生仮説と名付けました。これだけだと、ホンマかいなぁ、というところです。ところが、他にもこの考えを支持するような疫学研究が出てきました。

一つは、旧東西ドイツだと、西ドイツのほうがアレルギーが多かったという事実です。ドイツは今は一つの国ですが、第二次世界大戦後、１９９０年まで、東ドイツと西ドイツに分けられていました。東ドイツは共産主義国家だったので、男女平等、働く女性の率が高く、乳幼児の多くが保育所に預けられていました。小さな子どもには衛生観念などありませんから、いろんな微生物に接する機会が多かった、というか、不衛生な環境《かんきょう》で育ったわけです。これが、東ドイツでのアレルギーの少なさに関係しているのではないかというのです。他にも、家畜《かちく》を飼っている農家で生まれ育った子どもはアレルギーが少ないということなどもわかってきました。

では、どうして清潔な環境で育つとアレルギーになりやすいのでしょう。その鍵《かぎ》は、Th1とTh2の比率ではないかと考えられています。Th1細胞もTh2細胞も、ナイーブＴ細胞から分化してきます。そのとき、細菌やウイルスがたくさんあれば、Th1細胞に分化し、逆に、清潔な環境であればTh2細胞が多くなります。ですから、衛生的な環境にいれば、Th2、すなわち、寄生虫に対する免疫系が優位になります。

ところが、いまや世の中が清潔になって寄生虫があまりいません。寄生虫のためのTh2細胞なのに攻撃の矛先《ほこさき》がなくなったため、本来ならば攻撃しなくてよい抗原である花粉などに対してアレルギーがおこってしまうのではないかというのです。他にも、制御性Ｔ細胞が関係しているのではないかという考えなどもあります。

衛生仮説だけですべてを説明できるわけではありませんが、面白いと思いませんか？　じゃぁ、子どものうちに「不潔」な環境におけばいいやん、と思うかもしれません。たしかにそうです。でも、どれくらい不潔にしたらいいかとか、わからないんです。人生だけじゃなくて、免疫も複雑です。

誰《だれ》にでも移植できるわけではありません——移植免疫

臓器移植って聞いたことありますか？　傷んだ臓器を、パーツを取り替えるみたいにして移植する方法です。腎臓《じんぞう》、心臓、肝臓《かんぞう》、肺など、いろいろな臓器において行われます。でも、誰の臓器でもいいというわけではありません。移植のための「型」が合わなければ、拒絶反応という免疫反応がおきて、せっかく移植した臓器がダメになってしまうのです。ちなみに、臓器をくださる人をドナー、もらう人をレシピエントといいます。ドナーという言葉は、インドの古代語由来で、日本語の「旦那《だんな》」と同じ語源だそうです。なんだか気前いい感じがします。

ヒトのMHCはHLAです

拒絶反応《きょぜつはんのう》では、レシピエントの免疫系の液性免疫と細胞性免疫が総動員でドナーの臓器を攻撃します。恐《おそ》ろしいです。移植された臓器を「非自己」とみなして攻撃するのですが、いったいどんな抗原が非自己とみなされるのでしょう。それが、抗原提示のところで説明したＭＨＣ、主要組織適合性複合体です。よく見ると、組織が適合する複合体の主要なもの、と書いてあります。歴史的にいうと、ＭＨＣは、移植組織が合うかどうか、適合するかどうか、を決定する抗原として発見され、後になってから、抗原提示という役割が明らかにされたのです。

ヒトのＭＨＣはＨＬＡです。といわれても、暗号みたいですね、すみません。ＨＬＡとはヒト白血球型抗原（Human Leukocyte Antigen）の略です。赤血球と似たような意味で、白血球にも抗原性の違いから「血液型」のあることが知られていました。移植免疫とはまったく別のテーマとして研究されていたのですが、研究を進めていくうちに、ヒトのＭＨＣは白血球型と同じものであるということがわかったのです。

遺伝子は染色体の上に乗っています。ヒトの細胞には46本の染色体があります。そのうちわけは、22本の常染色体が一対と、性染色体が２本――男性の場合はＸ染色体とＹ染色体、女性の場合はＸ染色体が２本――です。ＨＬＡは第６番染色体に乗っています。ちなみに、第１番から第22番の染色体の番号は大きいもの順で付けられています。

ＭＨＣは一つの遺伝子だけではありません。だから、正式名称が主要組織適合遺伝子「複合体」（Major Histocompatibility「Complex」）なのです。むっちゃ長い名前ですが、実際の遺伝子の構造を見てみましょう。

ＭＨＣにはクラスⅠとクラスⅡがあったことを思い出してください。クラスⅠがＡ、Ｂ、Ｃ

の三つ、クラスⅡがＤＰ、ＤＱ、ＤＲの三つです。２本ある常染色体の上にあるのですから、６×２＝計12個のＨＬＡ遺伝子を持っているということになります。それぞれの遺伝子には、図にあるようにたくさんの種類が知られています。なので、遺伝的に膨大《ぼうだい》な種類の組み合わせがありえます（次ページの図19Ａ）。こういったことを、遺伝的な多様性がある、という言い方をします。

移植するときには、できるだけＨＬＡの型を合わせてやる必要があります。ここでもメンデルの遺伝の法則を確認してみます。お父さんはパパ１とパパ２というＨＬＡの組み合わせを、お母さんはママ１とママ２という組み合わせを持っているとしましょう。子どもは、パパ１＋ママ１、パパ１＋ママ２、パパ２＋ママ１、パパ２＋ママ２のいずれかの組み合わせになります（次ページの図19Ｂ）。

ということは、兄弟姉妹だと４分の１の確率で、ＨＬＡすなわちＭＨＣが完全に一致して、拒絶反応《きょぜつはんのう》がおこりにくい可能性があります。おこりにくいではなくてまったく拒絶反応がおこらないんじゃないのかと思うかもしれませんが、ＭＨＣは「主要」な組織適合抗原であって、他にも、主要ではないマイナーな抗原があるので、ある程度拒絶反応がおこりえます。でも、おこったとしても、あまり強くはありません。また、他人であっても、運良く、ＨＬＡの型が一致あるいは類似している人がいる場合があります。そのような人からも移植が可能です。

図19 | MHC遺伝子の多様性

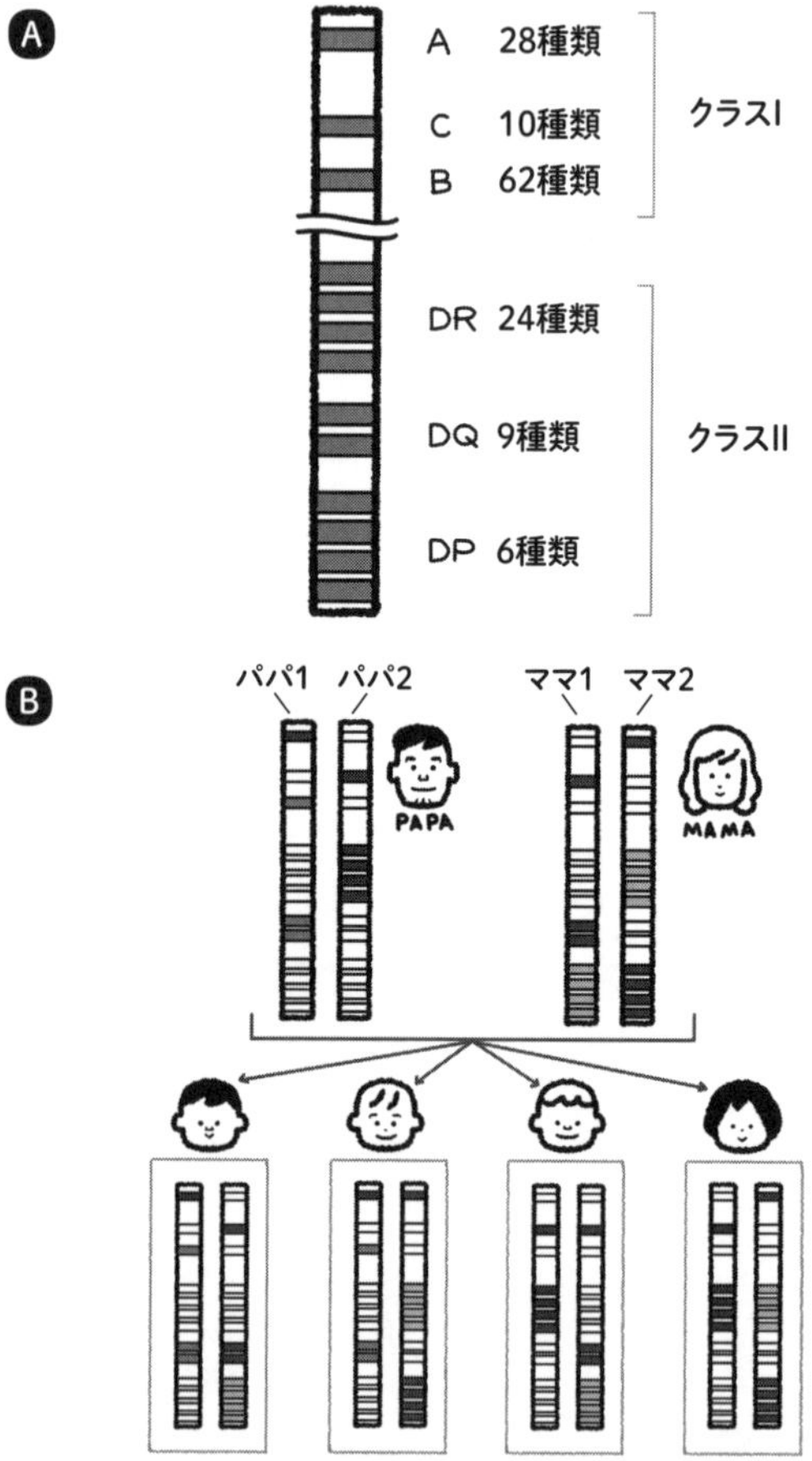

子どものHLAの組み合わせは4通り

A　MHC遺伝子は、A、C、B（クラスI）と、DR、DQ、DP（クラスII）の6種類があります。また、それぞれにたくさんの種類があります。

B　両親からのMHCの遺伝はこのようになります（本文参照）。

いずれの場合でも拒絶反応が生じてしまった場合には、拒絶反応を抑えるために免疫抑制剤《めんえきよくせいざい》が使われます。臓器移植がうまくいくようになった最大の理由は、優れた免疫抑制剤が開発されたことによります。そのような免疫抑制剤には共通した副作用があります。なんだと思いますか？

もうわかりますよね。免疫が抑制されるということは、ウイルスや細菌を攻撃する力が弱まるということです。だから、感染がおこりやすくなるのです。

骨髄バンクに登録するのはなんのため？

「骨髄《こつずい》バンクに登録を」というテレビＣＭを見たことがあるかもしれません。なんのことかわかりますか？　骨髄バンクの前に、骨髄移植についての話をしましょう。骨髄ってなにをするところだったでしょう。覚えていますか？　そう、血液細胞を作る場所でしたね。血液細胞は、造血幹細胞という細胞から作られます。その造血幹細胞を患者さんに移植するのが、骨髄移植、あるいは、造血幹細胞移植です。では、どんなときに骨髄移植が必要なのかというと、いちばん多いのは白血病の患者さんです。

白血病については序論で説明しました。血液細胞の「がん」です。白血病を治すには、白血病細胞を殺さなければなりません。完全に殺すには強力な抗がん剤だけでは不十分で、放射線も照射する必要があります。しかし、白血病細胞を完全に殺すほどの治療をすると、正常な造血幹細胞も死んでしまい、患者さんは血液細胞を作れなくなってしまいます。白血病細胞がなくなったのはいいけれど、そうなると患者さんも死んでしまいます。そこでどうするかというと、強力に白血病細胞を殺したあと、他の人から造血幹細胞を移植してやるのです。

兄弟姉妹の中にＨＬＡ型が一致する人がいれば完璧です。でも、確率は4分の1ですし、最近は少子化ですから、必ずしもそんな兄弟がいるとは限りません。そういったときが骨髄バンクの出番です。もちろん、完全ではなくとも、ＨＬＡの型がある程度一致しなければ移植はできません。そこで、前もって、わたしの骨髄を差し上げてもいいですよ、という人にＨＬＡの型を調べた上で骨髄バンクに登録しておいてもらいます。そして、造血幹細胞移植が必要な患者さんとＨＬＡ型が一致すれば、そのドナーから骨髄細胞をもらう、という段取りです。

登録している人の数が多ければ多いほど、そのようなＨＬＡの「マッチング」がうまくいく可能性が高くなります。20歳になったら登録が可能ですから、大きくなったら、みなさんもドナー登録を考えてみてください。

ときどきニュースなどで、骨髄移植の手術を行い、というのを聞くことがありますが、「手術」というのは間違いです。心臓や腎臓の移植にはもちろん手術が必要です。しかし、骨髄移植は違います。ドナーの腰の骨に太い針を刺して、骨髄細胞を抜き取ります。これはとても痛いので全身麻酔《ますい》をした上で行われます。そうして取ってきた骨髄細胞をレシピエントの静脈から、点滴《てんてき》あるいは輸血のように注入するだけです。そうすると、移植された造血幹細胞は勝手に骨髄の中に住み着いて血液細胞を作るようになります。こういった現象は、造血幹細胞が家（ホーム）にたどり着くという意味で、ホーミングといいます。

ドナー細胞がレシピエントを攻撃してしまうとき

拒絶反応というのは、レシピエントの免疫系がドナーの細胞を非自己と認識して攻撃するのですが、骨髄移植では、その逆がおこることがあります。というのは、骨髄移植では、ドナーの造血幹細胞だけでなく、リンパ球もはいっていくからです。ドナーのリンパ球にとってはレシピエントが非自己ですから、レシピエントの細胞が攻撃されてしまうのです。それがＧＶＨＤ、「移植片対宿主病」です。これは骨髄移植の際によくみられる副作用です。

でも、それを抑える方法がわかってきました。移植する前に、Ｔ細胞を除いてやればいいのです。そうすればドナーの細胞がレシピエントの細胞を攻撃することはありません。そして、その方法が使われました。うまい具合に、ＧＶＨＤはあまりおきなくなりました。めでたし、めでたし。と思いますよね。ところがどっこい、そうは問屋が卸《おろ》しませんでした。って、こんな古い言い回しの意味わかりますかね。とにかく、そうはうまくいかなかったのです。

ＧＶＨＤは抑えることができました。ところが、そのような患者さんでは、白血病が再発する率が高くなってしまったのです。よかれと思ってやった治療が、必ずしもよくなかった、というのは、医学の歴史で時々おきてしまうことです。残念なことですが、病気やその治療というのは、それだけ複雑なものであると考えざるをえません。この場合、いったいどんなことが起きていたと思いますか？

　骨髄移植の前に行う強力な抗がん剤や放射線による治療で、白血病を完全に殺すことができる、と考えられていました。ところがそうではなかったのです。多くはありませんが、そんな厳しい攻撃に耐えてしぶとく生き残る白血病細胞がいるのです。T細胞を除かない骨髄移植では、多少なりともGVHDがおきて、ドナーの細胞がレシピエントの細胞を攻撃します。これが困りものと考えられていたのですが、なんと、GVHDは、しぶとく生き残った白血病細胞もやっつけてくれていたのです。この、GVHDのありがたい効果は、GVL（移植片対白血病効果）と名付けられています。医学というのは、時々、こういった予想できなかったことがおきたりします。やっぱり生命というのは複雑です。

ノーベル賞に輝いた画期的な治療法――がんの免疫療法

　免疫の最後は、がんの免疫療法についてです。ずいぶん昔から興味の持たれていた分野なのですが、なかなかいい薬がありませんでした。しかし、最近になり、画期的な薬が開発され、いまや、免疫学の中でも最大のテーマになっています。

　わたしの師匠である本庶佑《ほんじよたすく》先生が、このテーマで2018年にノーベル生理学・医学賞を受賞されたので、がんの免疫療法については、ほとんどの人が聞いたことあると思います。でも、不思議だと思いませんか？　がん細胞といえども自分の細胞、自己のはずです。なのに、どうして、それに対する免疫の力を利用して治療できるのでしょう。まずはそこからお話ししていきます。

がんの発症をおさえる免疫

序論第3章で書いた、がんの発症機構を思い出してください。がん細胞には、遺伝子のキズ、変異が蓄積しています。あるタンパク質Xを考えてみましょう。もちろん、そのタンパク質は自分のからだが生まれつき持っているもの、自己のうちの一つですから、それに対する免疫反応はおきません。

ところが、発がんの過程において、そのタンパク質を作る遺伝子に変異が生じて、タンパク質X′（エックス・ダッシュと読んでください）を作るようになったとします。X′はXにとてもよく似ているとはいえ、少し違います。なので、必ずではないのですが、新しく抗原としての能力＝抗原性を獲得することがあります。そのような場合、タンパク質X′に由来する抗原がMHCクラスⅠによって提示され、非自己として認識されることがあるのです。

これも序論第3章で書きましたが、細胞は分裂《ぶんれつ》するたびに、率が低いとはいえDNAにキズがはいっていきます。なので、変異タンパク質を持った細胞は、日々、からだの中で作られているはずです。しかし、そういった細胞は非自己として免疫系に認識され、たとえできたとしても次々と殺されていると考えられています。いってみると、がんになりそうな細胞は、早いうちに免疫反応によって殺されているはずなのです。このことは証明するのがとても難しいのですが、先天性の免疫不全症やエイズの場合に悪性腫瘍ができやすいということなどから、おそらく正しいと考えられています。

　こういった現象は、免疫系ががんの発症を監視《かんし》してくれているので「免疫監視《めんえきかんし》」と名付けられています。なんだか頼《たの》もしいです。しかし、免疫監視がうまくいっていたら、がんの細胞は殺されて、健康をおびやかすがんに育ったりしないはずです。その監視をかいくぐって成長してしまったのが、見つかるレベルの大きさにまで育ったがんなのです。ということは、大きながんを作るような細胞は免疫監視を回避するメカニズムを持っているはずです。がん細胞というのは、腹がたつほどうまくできています。

　また、免疫系は諸刃《もろは》の剣《つるぎ》とよくいわれます。効かなければ困るけれども、効き過ぎても困るからです。強く反応しすぎると、自己免疫疾患のような病気が起きてしまいます。そのために、免疫を抑制し、免疫反応がいきすぎないようにするメカニズムが備わっています。これも、じつによくできています。そのための働きの一つが免疫チェックポイントと呼ばれるもので、それに関係する分子の一つがＰＤ－１です。本庶先生のノーベル賞受賞対象になった、そのＰＤ－１について説明していきましょう。

オプジーボはどのように効くのか

がんの患者にはがん細胞を特異的に認識する細胞傷害性Ｔ細胞が存在することは以前から知られていました。しかし、なぜか、がん細胞をうまく攻撃してくれないのです。その鍵がＰＤ－１でした。ＰＤ－１は細胞傷害性Ｔ細胞の表面に発現していて、ＰＤ－１からのシグナルがはいると、攻撃する能力が抑制され、ターゲットの細胞を殺せなくなります。そして、そのシグナルは、ＰＤ－１がＰＤ－Ｌ１と結合することによってＯＮになるのです。

なんと、がん細胞は、細胞傷害性Ｔ細胞の機能を抑制するために、その表面にＰＤ－Ｌ１を発現していることがあります。細胞傷害性Ｔ細胞は、ＭＨＣクラスＩ分子とがん抗原を介して、がん細胞を認識します。しかし、ＰＤ－１がＰＤ－Ｌ１と結合すると、にっくき敵がそこにいることがわかっていながら、攻撃の手出しをできなくなるのです（次ページの図20）。

では、どうすれば攻撃能を出させることができるでしょう？　そうです、ＰＤ－１からのシグナルがはいらないようにすればいいのです。そのための薬が、本庶先生が開発されたオプジーボです。オプジーボはＰＤ－１に対する抗体で、ＰＤ－１にくっつくことにより、ＰＤ－Ｌ１と結合できなくします。その結果、ＰＤ－１からのシグナルがなくなって、細胞傷害性Ｔ細胞は、めでたく、がん細胞を攻撃して殺せるようになるのです。

昔からがんの免疫療法は原理的には正しいと考えられていましたし、中には、確かに効果の

図 20 ｜ がん免疫とPD-1

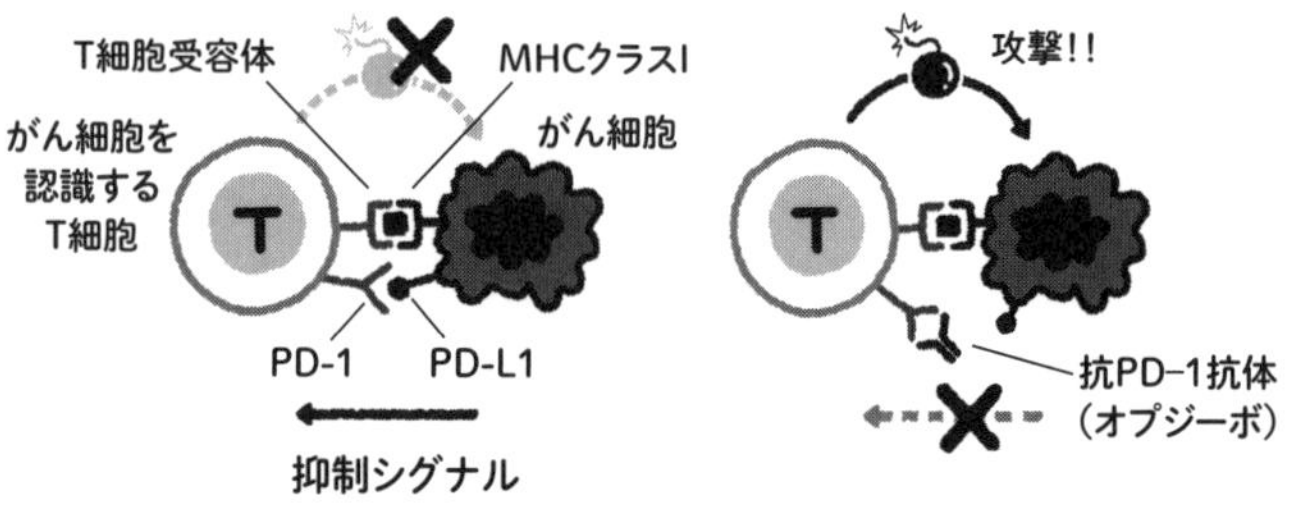

がん細胞を認識して殺す能力を持つ細胞傷害性T細胞があっても、その細胞表面のPD-1ががん細胞のPD-L1と結合していたら、せっかく持っている能力なのに、がん細胞を攻撃することができません。本庶佑先生が開発されたオプジーボはその結合を阻害する抗体です。オプジーボがPD-1に結合すると、PD-1とPD-L1の結合がなくなり、細胞傷害性T細胞は本来の攻撃能を発揮できるようになります。

ある薬もありました。しかし、その効く率が非常に低かったのです。たとえ率が低くとも、誰に効くかがわかればいいのですが、それがわからない。なので、なかなか薬として認められるところまでいきませんでした。

　そのような以前からの免疫療法は、細胞傷害性Ｔ細胞を活性化する、いわば元気づけるアクセルのような薬でした。しかし、ＰＤ－１というブレーキがあるために、いくらアクセルを踏んでも効かなかったのです。それに対して、オプジーボは、ＰＤ－１シグナルというブレーキを解除してやる薬です。このように、オプジーボは、それ以前のがん免疫療法とは根本的に概念の違う治療法なのです。また、このような薬は免疫チェックポイントにブレーキをかけるので、免疫チェックポイント阻害剤と呼ばれます。

本庶先生によると、オプジーボは、細菌感染におけるペニシリンのようなものだそうです。次の章で詳しく説明するように、ペニシリンの発見を契機《けいき》に、さまざまな抗生物質が開発され、多くの種類の細菌感染が治療できるようになりました。オプジーボはそれに匹敵するのではないか、と考えておられるのです。

しかし、オプジーボが昔の免疫療法に比べて効く率が高い、といっても、今のところ20〜30%程度です。それも、どのような患者に効くのかはわかりません。他の薬との併用《へいよう》など、そういった状況を改善するための方法が、現在、盛んに研究されています。うんと進歩すると、がんの治療に手術なんかいらない時代がやってこないとも限りません。それほどすごい発見だったのですから、ノーベル賞のご受賞も当然のことでしょう。

「第2章 免疫」の復習

免疫の話は、ちょっとややこしかったかもしれません。思い出しながら知識を整理していきましょう。

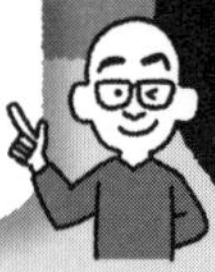

生体防御

↓P133

◆生体バリアってどんなの？

ヒント！ 皮膚表皮、粘膜上皮、胃酸

◆自然免疫と獲得免疫ってどうちがうの？

ヒント！ B細胞、T細胞、好中球、マクロファージ、NK細胞

自然免疫

↓P138

◆好中球とマクロファージってどんな細胞？

ヒント！ 貪食、リソソーム

◆急性炎症ってなに？

ヒント！ 遊走

◆NK細胞ってなにをするの？

ヒント！ ウイルス感染

獲得免疫

↓P144

◆液性免疫ってなに？

ヒント！ 抗体、B細胞

◆細胞性免疫ってなに？

ヒント！ 抗原提示、細胞傷害性T細胞、MHCクラスI

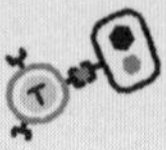

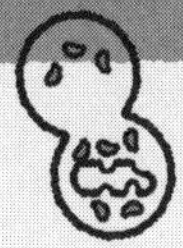

- ◆ヘルパーT細胞ってなに？　ヒント！ MHCクラスⅡ、抗原提示細胞
- ◆抗体ってどんなかたちをしてるの？　ヒント！ 可変部、定常部
- ◆たくさんの種類の免疫グロブリンはどうやってつくられるの？　ヒント！ 遺伝子再構成
- ◆抗体の「クラス」ってなに？　ヒント！ クラススイッチ
- ◆免疫って記憶できるの？　ヒント！ メモリーT細胞

血液型

↓P157

- ◆ABO式血液型ってなに？　ヒント！ 糖、自然抗体、遺伝
- ◆Rh式血液型ってなに？　ヒント！ D抗原
- ◆Rhマイナスのお母さんがRhプラスの子どもを妊娠したらどうなるの？　ヒント！ 新生児溶血性貧血

「第２章　免疫」の復習

☑ 免疫不全↓P167

◆先天性免疫不全ってなに？
ヒント！ リンパ球分化、SCID、クラススイッチ

◆後天性免疫不全にはどんなのがあるの？
ヒント！ 抗がん剤治療、AIDS、血液製剤と薬害AIDS

☑ 免疫の異常による疾患↓P173

◆自己免疫疾患ってどんな病気？
ヒント！ アポトーシス、プログラムされた細胞死、免疫寛容

◆アレルギーってどうしておこるの？
ヒント！ Th2細胞、IgE、ヒスタミン、アナフィラキシー

◆衛生仮説ってなに？
ヒント！ 花粉症、寄生虫

☑ 移植免疫↓P181

◆HLA（ヒト白血球型抗原）ってなに？
ヒント！ 遺伝的多様性

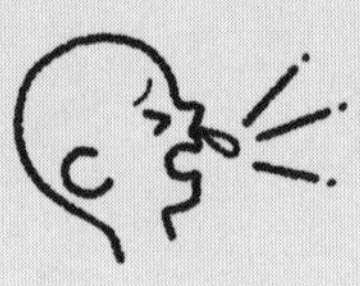

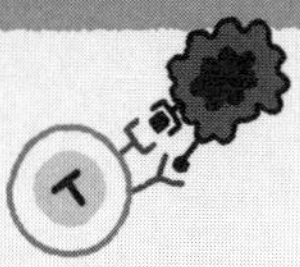

◆造血幹細胞移植ってどんな治療法？

ヒント！ 骨髄バンク、造血幹細胞のホーミング

◆造血幹細胞移植に特有のできごとってあるの？

ヒント！ ＧＶＨＤ（移植片対宿主病）、ＧＶＬ（移植片対白血病効果）

☑がんの免疫療法

↓P188

◆がん細胞はどうして非自己として認識されるの？

ヒント！ がん抗原の提示、免疫監視

◆オプジーボはどのようにして効くの？

ヒント！ 免疫チェックポイント、ＰＤ−１

内容が盛りだくさんですが、
個々の細かいことよりも、
それぞれの原理を
理解できていたら十分です。

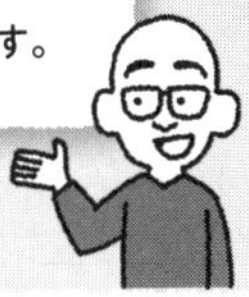

第3章――細菌《さいきん》――生きる大敵

あいだに免疫《めんえき》の章をはさみましたが、感染症の原因の第2弾《だん》は細菌《さいきん》についてです。ウイルスは生物と非生物の中間でしたが、細菌は、代謝《たいしゃ》、細胞膜《さいぼうまく》、自己複製《じこふくせい》、いずれをも満たす、れっきとした生物です。それも、たった1個で生きていける単細胞生物《たんさいぼうせいぶつ》です。それに対して我々人間は、37兆個もの細胞からなる多細胞生物です。

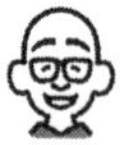

細菌ってどんな生き物？――細菌の基礎

まず、細菌ってどんな生き物なのか、から説明していきます。我々の細胞とどう違《ちが》うのか、どんな種類があるのか、などなど。細菌についての基礎《きそ》知識みたいなものですから、覚えておいて損はありません。

図21｜真正細菌、アーキア、真核生物の関係

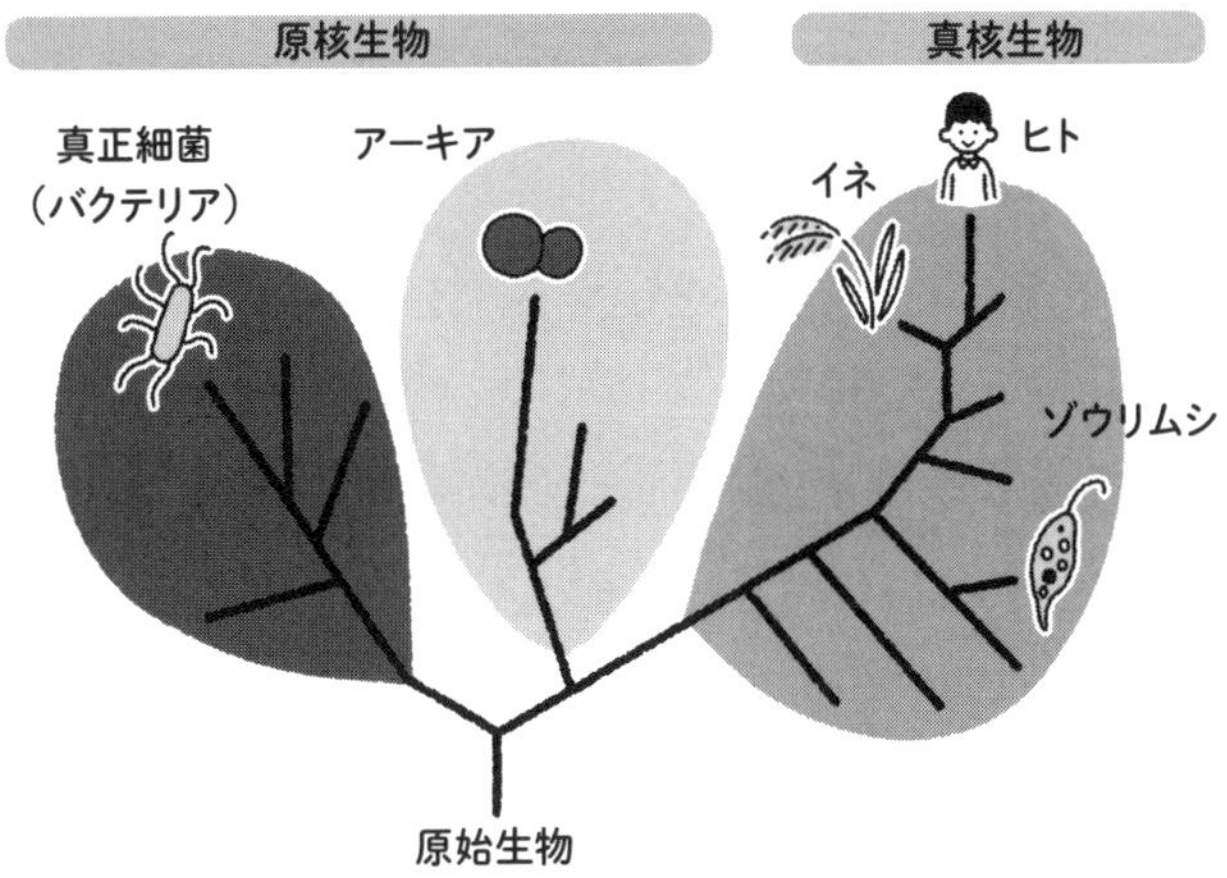

真正細菌、アーキア、真核生物の進化的な関係はこのようになっています。

核《かく》のあるなし

学校で習ったように、我々の細胞には核《かく》があります。しかし、細菌には核はありません。核を持たない生物は原核《げんかく》生物、核を持った細胞の生物は真核《しんかく》生物と呼ばれます。真核生物には、ゾウリムシのような単細胞生物もあれば、人間のような多細胞生物もあります、それに対して、原核生物はすべて単細胞生物です。なので、原核生物＝原核細胞、と言ってもかまいません。

原核生物は、さらに真正細菌とアーキアの二つに分けられます。生物界を大きく分けると、真正細菌、アーキア、真核生物の三つの「ドメイン」に分けることができるというのが現代生物学の解釈で、3ドメイン説といいます（図21）。

アーキア、以前は「古細菌」と呼ばれていましたが、図にあるように、進化的には真正細菌よりも真核生物に近いということがわかってきました。なので、最近では古細菌ではなくて、アーキアと呼ばれるようになってきています。アーキアには、１００℃を超《こ》えるような高温や塩分濃度《のうど》が極端《きょくたん》に高いところなど、信じられないような環境《かんきょう》に生育するものもあります。

真核生物が、原核生物からどのように進化してきたか、ということについての定説は確定していません。遺伝子の面でいうとアーキアと真核生物が近いのですが、細胞膜の成分は真核生物と細菌でほぼ同じで、アーキアは少し違います。なので、アーキアと真正細菌がくっついて単細胞の真核生物ができたのではないかと考えられています。なにしろ、原核生物から真核生物が進化するには20億年という、気が遠くなっても全然たりないくらいの年数がかかっていますから、なんでもあり、よほど特殊《とくしゅ》な出来事があったのでしょう。

感染症を引き起こす細菌は、すべて真正細菌です。アーキアには悪いけれど（?）、ここからは細菌といえば真正細菌という意味で話を進めていきます。ちなみに、真正細菌は英語でバクテリア（bacteria）といいます。聞いたことあるかな。どうでもええですが、bacteria は複数形で、単数形は bacterium です。

我々の細胞と細菌では、核があるかないかだけでなく、他にも違いがあります。細胞膜を持っているのは共通していますが、細菌は、さらにその外側に細胞壁《さいぼうへき》という構造を持っています。

その細胞壁には、細菌を保護するというとても重要な役割があります。それから、ミトコンドリアや、前の章に出てきたリソソームといった、細胞の中にある小器官（細胞内小器官あるいはオルガネラといいます）は、真核細胞にはありますが細菌にはありません。

ミトコンドリアというのは、細胞内のエネルギー産生工場みたいなものです。面白いことに、ミトコンドリアは、真核細胞の中にある小器官ですが、その昔は独立して生きる細菌だったことがわかっています。どんどんエネルギーを作る細菌を、真核細胞が取り込《こ》んで、エネルギー産生工場として利用するようになったのです。植物細胞の葉緑体も、昔は光合成する細菌だったことがわかっています。ミトコンドリアや葉緑体と共生するようになったので、このような進化を共生進化といいます。生命の進化って本当に面白いです。

それから、細菌と我々の細胞ではサイズが違います。ヒトには２５０～３００種類くらいの細胞があって、形や大きさはずいぶんと違います。なので、本当におおまかにということになりますが、直径は約10マイクロメートルと覚えておけばいいでしょう。単位については、パワーズ・オブ・テンのところを思い出してください。そうです、０・０１ミリメートルです。いちばん大きいのは卵細胞で、その10倍、ですから、０・１ミリメートルもあります。細菌には、丸っこい形の球菌《きゅうきん》と、細長い形の桿菌《かんきん》があって、これもサイズにばらつきがありますが、こちらはおおよそ1マイクロメートルくらいと覚えておいてください。図3（52ページ）の復習でした。

もちろん違いばかりではなくて、共通点もたくさんあります。遺伝情報はＤＮＡですし、似た性質のタンパク質もたくさん持っています。細胞膜の成分は基本的に同じですし、同じような代謝経路もたくさんあります。かつて、大腸菌の遺伝子発現調節でノーベル賞をとったフランス人生物学者ジャック・モノーは「大腸菌で真実であることは、ゾウでも真実である」という名言を残しています。いくらノーベル賞学者でも、これはちょっと言い過ぎですけどね。

「ばい菌」ってなに？

ばい菌という言葉、よく使いますよね。ばい菌ってなんでしょう？　ひさしぶりに広辞苑のお世話になってみましょう。「ばいきん　黴菌　①黴《かび》や細菌などの有害な微生物の俗称。②転じて、有害なもの。」とあります。アンパンマンに出てくる「ばいきんまん」は、困ったことばかりするので②に関係してるんでしょう。それはいいとして、ここで大事なのは①の定義です。

ばい菌の「ばい」、黴という字は「かび」という字なんですね。23画もある、むっちゃ難しい字です。広辞苑ではそれをうけて、有害なかびと細菌がばい菌です、という説明をしています。たしかに、冷蔵庫の中に長いあいだいれておいた食べ物にかびや細菌が生えたときに、あ、ばい菌が生えてるぅ、とか言いますね。でも、なにか欠けてませんか？　そうです。この説明だと、ウイルスがはいってないんです。

このあたりは「イメージです」という感じになりますが、菌ではなくてウイルスによっておこる病気ですけど、「風邪《かぜ》のばい菌」とかいう言い方もよくされます。それに、ウイルスは生物かどうかがあいまいですから、微生物《びせいぶつ》とはちょっと言いにくい。なので、一般的に使われる意味としては、ばい菌は「病気を引き起こすウイルス、細菌、真菌」、あるいは「病気を引き起こす病原体」というのがいいように思います。ウイルスと細菌はわかるけど、真菌って何よと思ったかもしれません。

「きのこ・かび・酵母《こうぼ》の総称。」（広辞苑）が真菌です。それから、真菌は菌という名前ですが、細菌とはちがって真核生物です。きのことかびはわかりますね、どちらも多細胞生物です。それに対して、酵母は単細胞の真核細胞で、パンやビールを作るときに活躍《かつやく》します。

真菌に感染する病気を真菌症といいます。いちばんおなじみなのは水虫です。医学的には白《はく》癬《せん》といいます。肺などの内臓に真菌が感染することもありますが、健康な人では少なくて、免疫がうまく働かない免疫不全の人におきることが多い病気です。そのような免疫能の低下した人にだけおきる感染症を「日和見《ひよりみ》感染症」といいます。日和見というのは、有利なほうにつこうと様子をうかがうことです。これって、誰《だれ》が弱っているのかをうかがって感染するという意味ですかね。なんだか面白い言葉です。

感染症には、ウイルス、細菌、真菌の他に、寄生虫による寄生虫症があります。寄生虫には、単細胞（といっても、真核細胞です）のマラリア原虫のようなものから、大きいものなら10メートル以上（！）にもなるサナダムシのようなものまであります。ここまでいくと、さすがに「ばい菌」とは言いにくいでしょう。

いろいろな病原性細菌

細菌にはどれくらい種類があると思いますか？　正確なところはわからないのですが、分類して記載されているものだけで約５５００種もあります。

ところで、人間の学名は知ってますか？　そう、ホモ・サピエンスです。こういった種《しゅ》の名《めい》称《しょう》は、18世紀にスウェーデンのカール・リンネが体系化し、その方法が今でも使われています。種名は「属名＋種小名」なので、ホモ・サピエンスというのは、ホモ属のサピエンス、ということです。ラテン語は *Homo sapiens* で、属名の最初を大文字で、全体をイタリックで書くルールになっています。

細菌の場合も基本的には同じです。ただ、後の半分は種小名ではなくて「種形容語」といいます。たとえば、結核菌だとマイコバクテリウム・ツバーキュローシス（*Mycobacterium tuberculosis*）とか、コレラ菌だとビブリオ・コレラ（*Vibrio cholerae*）とかです。コレラはコレラ、ツバーキュローシスは英語で結核のことですから、これらの例のように、病名が細菌の種形容語になっていることもよくあります。

細菌にはいろいろな分類があります。一つは、形による分類で、先に書いたように、球菌と桿菌があります。それから、色素で染める分類もあって、グラム陽性菌と陰性《いんせい》菌があります。グラム染色は、デンマーク人のハンス・グラムが19世紀の終わりに開発した方法で、当人はあまり役に立つと思っていなかったのですが、今でも使われています。グラム染色によって紫色に染まるのがグラム陽性菌、赤く染まるのがグラム陰性菌です。

　グラム染色をして、顕微鏡《けんびきよう》で染まり具合と形を見たら、グラム陽性球菌、グラム陰球桿菌、グラム陽性桿菌、グラム陰性桿菌、の４種類に分けることができます。単純な分け方ですが、これがけっこう役に立つんです。たとえば肺炎《はいえん》患者の痰《たん》をグラム染色して分類し、どの抗生物質が効きそうかを決めることができるからです。グラム染色、偉大《いだい》です。

　細菌は、一般的に、寒天培地《ばいち》（細菌が増える栄養分をいれた寒天）の上で増やすことができます。しかし、中には破傷風菌のように、酸素があると増えない細菌もあります。こういった細菌は空気が嫌《きら》いみたいなので、嫌気《けんき》性《せい》菌といいます。逆に酸素があるところで普通に増えるのは好気性菌です。

　ほとんどの細菌は、宿主《しゆくしゆ》に感染した時も、細胞の外で増えます。が、中には、マイコプラズマのように、細胞外だけでなく細胞内でも増えることができる細菌があります。マイコプラズマは、しつこい咳《せき》を症状《しようじよう》とするマイコプラズマ肺炎の原因になります。結核の原因である結核菌もマイコプラズマの一種です。ちなみにマイコプラズマはすごく小さくて直径が２００ナノメートルくらいしかありません。それに、細菌なのに細胞壁がないという変わり種です。

また、ダニを介《かい》して感染する発疹チフスの原因であるリケッチアや、目の病気であるトラコーマをおこすクラミジアも細菌の一種ですが、ウイルスと同じく、宿主の細胞の中でしか生きられません。細菌といってもいろんなのがいます。

病原微生物の発見——知っておきたい3人の偉人

では、細菌が病気を引き起こすことは、どのようにして見つかっていったのでしょう。それには、３人の偉人の大活躍がありました。

レーウェンフックの大活躍

もちろん、細菌は顕微鏡がなければ見えません。微生物を初めて見つけたのは、１６７０年ころから顕微鏡を作り始めた、オランダはデルフトのアントニー・ファン・レーウェンフックです。レーウェンフックは専門的な教育を受けていませんでしたが、織物商だったので、生地を調べるのによく虫眼《むしめ》鏡《がね》を使っていました。それが、顕微鏡に興味を持つきっかけになったのではないかといわれています。

図22｜レーウェンフックの顕微鏡

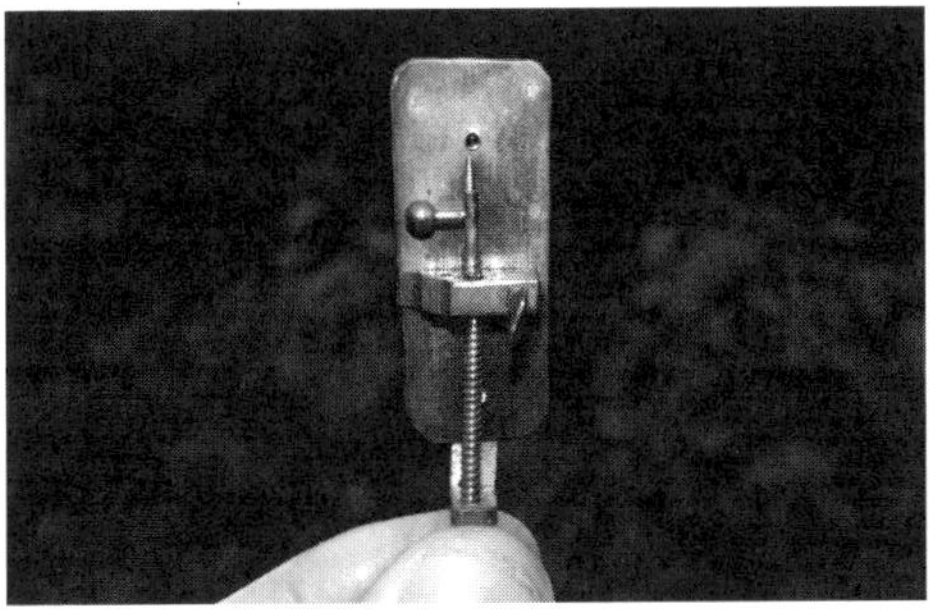

レーウェンフックの顕微鏡はこんな形で、レンズは一枚だけ、大きさはわずか5㎝くらいです。針先に見たいものを載せて、レンズのはいっている小さな穴から覗きます。こんな顕微鏡でも、最高の倍率は200倍以上もあったというのだから驚きです（写真はレプリカです）。©Alamy Stock Photo/amanaimages

レーウェンフックの顕微鏡は、レンズが1枚だけのもので、今の顕微鏡とはまったく違います（図22）。使い方も難しかったのですが、レンズ磨《みが》きの腕《うで》をあげて、倍率が270倍もある顕微鏡まで作っています。好奇《こうき》心旺盛《しんおうせい》だったレーウェンフックは、その顕微鏡で手当たり次第になんでもかんでも見ていきました。

1674年には、湖の水を観察していて動く物体を発見しました。生物かどうかもわかりませんでしたが、微小《びしょう》動物（アニマルクル）と名付けます。それについて、「これほど美しい光景を見たことがない」と書き残してます。しかし、驚いたでしょうね、そんなところにものすごく小さな生き物みたいのがたくさん動き回っていたんですから。

当時、学問的なことはラテン語で書かなければなりませんでした。レーウェンフックはラテン語がわかりませんでしたが、オランダ語でロンドンの王立協会へ記録を送り続けます。その数、２００通近くにもなります。ちゃんと翻訳《ほんやく》してくれた人がいて、その業績で王立協会員になりました。しかし、レーウェンフックは顕微鏡の製作技術を知られたくなかったので、王立協会に顕微鏡を送りませんでした。これはちょっとせこいかなぁ。

歯垢《しこう》（歯にくっついた白っぽい物体ですね）に微小動物が動き回っているのを見つけたレーウェンフックは心底驚きました。そりゃそうですよね、自分のからだの中に小さな生き物がうようよいたんですから。しかし、世界は小さな生き物であふれているというレーウェンフックの興奮をよそに、世間の人はあまり興味を持たなくなっていきます。

とどめをさしたのは、リンネだったかもしれません。リンネの分類は、形に基づいたものでしたから、目に見えないものの分類に困ったのでしょう。レーウェンフックが亡くなった後のことですが、「微小動物」をひっくるめて「カオス属」——カオスとは無《む》秩序《ちつじょ》のことです——としてしまったのです。しかし、今では、レーウェンフックは「微生物学の父」と呼ばれるようになっています。せめてもの慰《なぐさ》めでしょうか。

天才、ルイ・パスツール

世の中に天才的といわれる人はたくさんいますが、真の天才となればほんの一握《ひとにぎ》りです。しかし、ドイツのロベルト・コッホと共に「近代細菌学の開祖」と並び称《しょう》されるフランスのルイ・パスツールを天才と呼ぶことに躊躇《ちゅうちょ》する人はいないはずです。

最初は化学者としてスタートしました。ワインにできる酒石酸という酸の結晶《けっしょう》を眺《なが》めていて、鏡像の形をした2種類があることに気づきます。そのことから、酒石酸には「右利き」のものと「左利き」のものがあることを発見します。これは「光学異性体」と呼ばれる、いろいろな物質に認められる重要な性質の一つです。化学史に残る大発見でした。なんと、20代半ばのときです。

数年後、発酵《はっこう》中にアルコールが傷んでしまうのなんとかできないかと依頼《いらい》を受けたことから、酵母や乳酸菌の研究を始めます。微生物学へと転向し、最初にしておそらく最大の発見は、微生物は自然発生しない、ということの証明です。これは白鳥の首フラスコを用いた実験によるものでした。

当時は、微生物が「湧《わ》いてくる」、すなわち自然発生するという考えが根強くあって、そんなはずはないとする人たちとの間で論争が続いていました。それに決着をつけるべく、パスツールはじつに見事な実験を行ったのです。

フラスコに栄養分を入れ、ガラスを熱して、白鳥の首みたいな形に加工します。そしてフラスコを加熱して細菌を殺します。そのままでしばらく放置しても、微生物は生えてきませんで

図23｜パスツールの実験

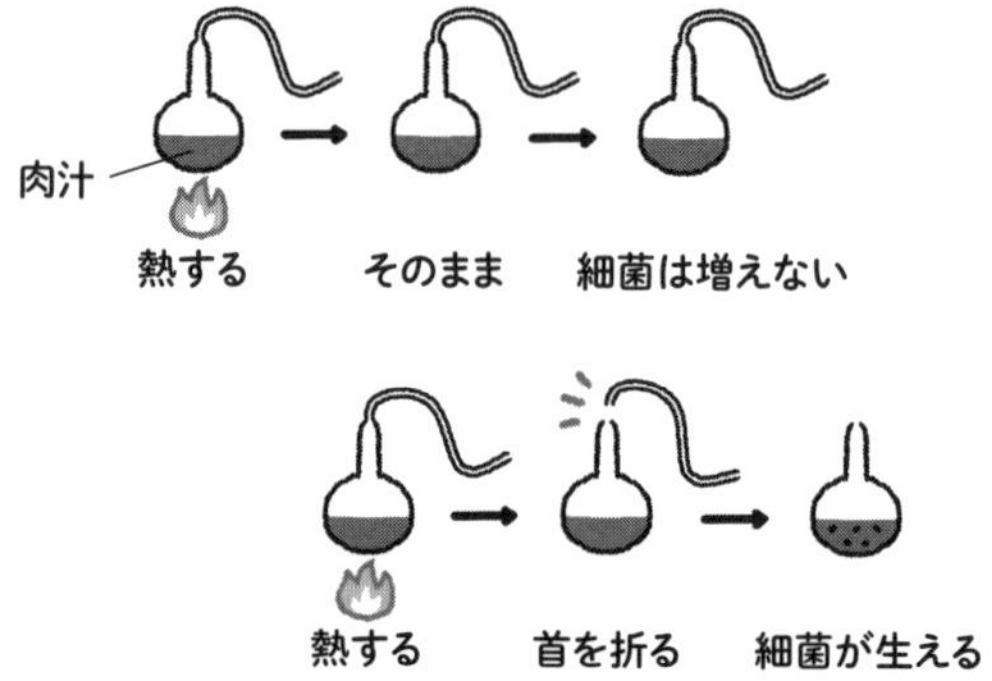

白鳥の首のような形のフラスコに肉汁を入れ、熱して滅菌します。そのまま放置しても細菌は生えませんでしたが、首を切ると生えました。もし、細菌の自然発生説が正しいのなら、どちらでも同じように生えるはずです。空気中の細菌は「白鳥の首」の中を上へとあがれないのでこのような結果になったのです。

した。しかし、フラスコの首を折って放置しておくと微生物が増殖《ぞうしょく》しました。ということは、外から入ってこない限り、栄養があったとしても微生物は増えてこない。すなわち、自然発生はしないということが証明されたのです。実験のデザインもですが、白鳥の首フラスコの形もかっこいいです（図23）。

「低温殺菌《さっきん》」という言葉、牛乳のパックに書いてあるのを見たことがあるかもしれません。これもパスツールが開発したもので、パスツールの名前をとって、英語ではパスチャライゼーションといいます。ワインを腐《くさ》らないようにするにはどうするかという依頼を受けて考え出したものです。

なんだか、ワインがらみの研究が多いですね。パスツールがやろうとして唯一《ゆいいつ》できなかったのは、当時の敵国ドイツのようにおいしいビールを作ることだったという話があります。たしか、ドイツ人が嬉《うれ》しそうに話すのを聞いた記《き》憶《おく》があるのですが、たぶんウソでしょうね。

そして、いよいよ伝染病の研究です。細菌を培養《ばいよう》したり動物から動物へと植え継いだりしている間に毒性が低下していく――だんだんと病気をおこす力が弱くなっていく――ことがあります。そのように弱毒化した細菌をワクチンに用いることができる。そうです、弱毒化ワクチンを最初に開発したのもパスツールなのです。この方法を用いて、炭疽《たんそ》菌《きん》のワクチンや狂犬病のワクチンの作成に成功しました。

狂犬病《きょうけんびょう》については、ウイルスによる病気とわかるずっと前でしたが、有効なワクチンの作成に成功します。それに対して世界各国から寄付金が寄せられ、それをもとにしてパリに創立されたのがパスツール研究所で、感染症や免疫を中心に今も活発な活動が続けられています。

これだけ多岐《たき》にわたる研究。それも、基礎《きそ》的《てき》なことから応用的なことまで。さらに、ワクチンで多くの人たちの命を救いました。本当にすごいですよね。「よっ、天才！」と声を掛《か》けたくなったでしょう。

パスツールは、名言もたくさん残しています。いちばん有名なのは「幸運は準備された心にのみ訪れる」です。周りから見たら、単に幸運に恵《めぐ》まれたように見えても、それまでにその人がちゃんとやっていたからである、という考えです。幸運を呼ぶためには努力が必要、ということです。

「科学に国境はない」というのもパスツールの言葉です。かっこいい言葉です。でも、これは「しかし、科学者には祖国がある」と続きます。フランスとドイツ（当時はプロイセン王国）が戦争していた時代を生きた人らしい言葉です。

酒飲みとしては、「一本のワインボトルには、すべての書物にある以上の哲学《てつがく》が存在している」がいちばん好きなんですけど、みんなにはまだ関係ないですね。でも、いずれわかる日がくるかもしれません。

コッホの4原則

１８２２年生まれのパスツールに対して、21年遅《おく》れて生まれたのがロベルト・コッホです。若いころから優れた研究を行ったパスツールに対して、コッホは遅咲《おそざ》きでした。医学部を卒業した後、田舎で医者になり、野戦病院での勤務についたりしていましたから。しかし、地区の保健医官として勤めていた32歳のとき、人間や家畜に病気を引きおこす炭疽菌の純粋《じゅんすい》培養に成功し、その菌が炭疽病を引き起こすことを発見します。

これは、とてつもない大発見でした。それまで、微生物が存在することは知られていましたが、ある特定の細菌がなんらかの病気を引きおこすことはわかっていませんでした。「病原微生物」という概念《がいねん》がここに初めて示されたのです。

コッホは、ある細菌が、ある病気の原因であることを証明するには、４つの原則を満たさなければならないという考えも発表します。それは、コッホの４原則と呼ばれているものです。

1. ある病気において、その細菌が存在すること。
2. その細菌を単離《たんり》できること（その細菌だけを純粋に培養できること）。
3. 純粋培養した細菌を動物に接種したら、同じ病気がおきること。
4. 「３」の病気から、再度、その細菌を単離できること。

簡単に言うと、「存在→単離→接種→再単離」ということになります。この４条件を満たせば、ある細菌がある病気の原因であると断定できる、ということです。逆に言うと、満たさなければ、確実ではない、ということでもあります。この原則は今でも通用する感染症の鉄則です。当時はまだウイルスが知られていませんでしたが、ウイルス感染でも、基本的には細菌をウイルスに読み替《か》えたらいいだけで、同じ原則が通用します。

コッホはこの後、当時、人類最大の敵といってもよかった結核菌を発見し、それに関する研究でノーベル生理学・医学賞を受賞します。また、強烈《きょうれつ》な下痢《げり》を引き起こすコレラ菌の同定もコッホの業績です。コッホのもとからは、後に出てくる、パウル・エールリヒやエミール・フォン・ベーリングといったノーベル賞学者、そして、日本が誇《ほこ》る偉大な細菌学者である北里柴《きたざとしば》三郎《さぶろう》など、たくさんの優秀な弟子も輩出《はいしゅつ》しました。短期間ですが、陸軍軍医・森林太郎――ペンネームは森鷗外《もりおうがい》――もコッホの研究室に在籍《ざいせき》していたことがあります。

パスツールとコッホ、いずれ劣《おと》らぬ天才科学者です。その二人が時代をおかずして、独仏――当時はプロイセンとフランスですから正しくは普仏《ふふつ》ですが――という敵国に生まれたというのは歴史の偶然《ぐうぜん》とはいえ面白いことです。

コッホが、細菌が病気を引きおこすということを発表して以来、多くの研究者たちは、病原細菌を追い、探し求めることになります。「微生物の狩人《かりうど》」たちの時代がやってきたのです。うまく発見できればノーベル賞だったのですからすごい競争でした。

「微生物の狩人」というのは、野口英世と同じ頃にロックフェラー研究所に在籍したポール・ド・クライフが書いた名著の書名でもあります。研究者としてはいま一つだったようですが、この本を書いたことによって後世に名前を残しています。レーウェンフックや、パスツール、コッホのことが活《い》き活《い》きと描かれています。岩波文庫で出版されていますので、興味のある人は読んでみてください。絶対にわくわくします。

ここからは、いくつかの細菌感染症と、それをとりまく面白いエピソードなどを紹介《しょうかい》していきます。

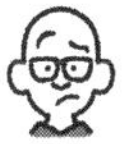

肺炎球菌とオズワルド・エイブリー——遺伝物質はDNAである

いろいろな肺炎

肺炎、新型コロナウイルス感染症のところでも出てきましたが、文字通り肺の炎症です。肺炎には、いわゆる肺炎と間質性《かんしつせい》肺炎があります。

肺の構造を見てみましょう（次ページの図24）。肺胞《はいほう》という直径が0・2ミリメートルほどの小さな小部屋がたくさん、全部で何億個も、あります。内側は肺胞上皮細胞で覆われています。その外側を毛細血管がとりかこみ、血液に酸素が取り込まれて、二酸化炭素が排出されます。その血管を含《ふく》む、肺胞の外側というか壁《かべ》の部分が肺の「間質」です。そこの炎症《えんしょう》が間質性肺炎で、普通の肺炎である、肺胞上皮の側の炎症とは違うものです。

いわゆる肺炎、感染性の肺炎というのは、肺胞の内側からの炎症ですから、症状は、咳と痰がメインです。感染性の肺炎は、原因によって大きく、細菌性肺炎、ウイルス性肺炎、非定型

図24 ｜ 肺胞の構造

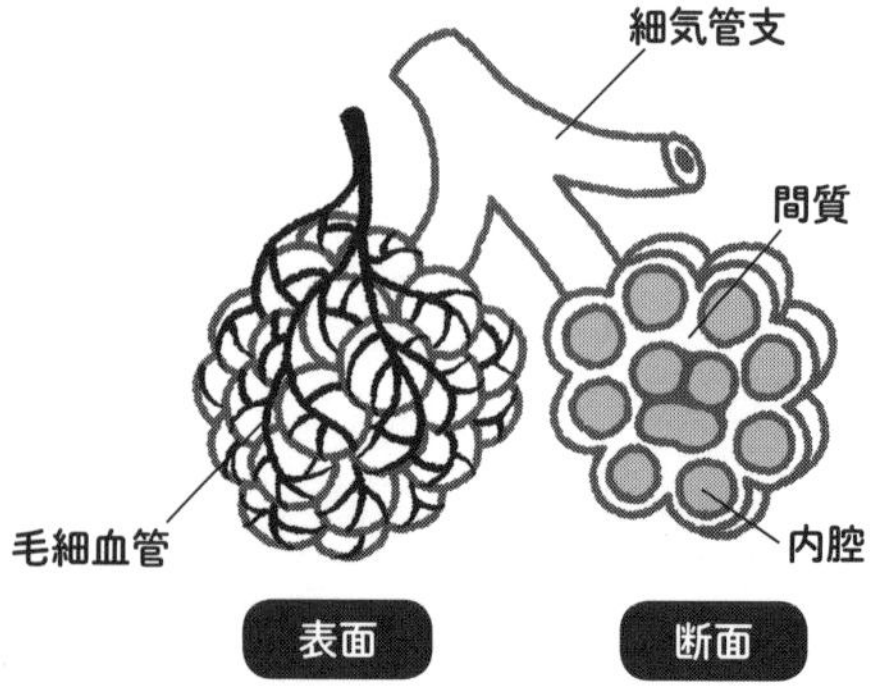

肺胞の周囲を毛細血管が取り囲んでいて、ガスの交換が行われます。

肺炎に分けられます。ウイルス性肺炎の原因には、にっくき新型コロナウイルスや、インフルエンザウイルスなどがあります。また、間質性肺炎は、原因不明のものやら、薬剤《やくざい》の副作用によっておきるものやらがあります。ちょっとややこしいのですが、ウイルスの種類によっては間質性肺炎を引き起こすものもあります。

　非定型肺炎の原因としては、マイコプラズマが代表選手で、クラミジアによってもおこります。そうです、先に書いたように、どちらも細菌ではあるけれど特殊な性質をもった小さな細菌です。マイコプラズマやクラミジアによる肺炎では痰は少なめですが、乾《かわ》いた咳が長い間続きます。どちらも細菌による肺炎なのですが、典型的な細菌性肺炎とは症状が違うので非定型肺炎と呼ばれます。

　いろいろな種類の細菌が細菌性肺炎を引き起こ

しますが、肺炎球菌とインフルエンザ菌が双璧《そうへき》です。え、インフルエンザってウイルスとちゃうの、と思った人、正解です。インフルエンザはインフルエンザウイルスによっておこります。ところが、最初、インフルエンザの原因として、誤って、細菌が犯人だとされたことがあるのです。その細菌につけられた名前がインフルエンザ菌。ちょっとややこしいんですけど、その名前が残ってしまっています。

　インフルエンザ菌の学名は、*Haemophilus influenzae* で、そのb型菌にはワクチンがあって、頭文字からHib（ヒブ）ワクチンと呼ばれています。肺炎だけではなくて、子どもに髄膜炎《ずいまくえん》（脳のまわりにある膜の炎症）を引き起こすことがあるので、現在では赤ちゃんにHibワクチンを接種することになっています。

　肺炎球菌の学名は *Streptococcus pneumoniae* です。前半のストレプトコッカスというのは「連鎖《れんさ》球菌《きゅうきん》」という意味で、鎖《くさり》のようにつながって増えることからつけられた属名です。後半のニューモニエは肺炎の意味。なので、詳しく訳せば肺炎連鎖球菌です。肺炎球菌はグラム陽性の球菌、インフルエンザ菌はグラム陰性桿菌なので、痰を染色したら、どちらか見当がつくわけです。また、肺炎球菌にもワクチンがあります。肺炎球菌ワクチンを打ちましょうというテレビCMを時々やってます。高齢者向けなので、君たちは気にしてないでしょうけれど。

　肺炎は日本人の死亡原因の5位。いまでも怖《こわ》い病気です。昔、抗生物質がなかったころは、もっと恐ろしい病気でした。その研究に一生をかけた研究者がいます。その人の名はオズワルド・エイブリー。ニューヨークにある、あのロックフェラー研究所の研究員でした。その偉大な業績、遺伝物質がＤＮＡであることを突き止めた研究について紹介します。

なにが遺伝情報を伝えるのか

肌の色や目の色、髪《かみ》の毛の色から、いろいろな能力まで、遺伝というのはものすごく複雑な現象です。なので、遺伝物質、すなわち遺伝をつかさどる物質は複雑なものに違いないと考えられていました。からだを構成する物質で複雑なものといえばタンパク質です。なので、なにも根拠《こんきょ》がないにもかかわらず、誰もが遺伝物質はタンパク質だと思い込んでいたのです。そんな時代に、いや、そうではない、遺伝物質はＤＮＡなのだということを突き止めたのがエイブリーでした。

エイブリーは医師として肺炎球菌の研究を始めます。肺炎球菌は培養が難しい細菌なのですが、その医学的な重要性から熱心に取り組み、じつにさまざまな成果をあげていきます。その一つ、長い年月をかけた最後の一つが、形質転換《けいしつてんかん》の実験でした。形質転換とは、細胞が遺伝的な性質を変えることをいいます。

肺炎球菌には、S型とR型があります。Sはsmoothスムーズの略で、表面がなめらかなタイプ、Rはroughラフの略で、表面がざらざらなタイプです。S型は、細胞壁の外側にさらに莢膜《きょうまく》という膜があって、その膜を持つ肺炎球菌だけが病原性を持っています。一方のR型は病原性がありません。両者の関係について、イギリスのフレデリック・グリフィスという人が驚くべき発見をしました。

マウスにR型の肺炎球菌を感染させても病気はおこりません。ところが、生きたR型菌を、熱で殺したS型の肺炎球菌といっしょに接種すると、病気になったのです（221ページの図25A）。これは、死んだS型の肺炎球菌によってR型の肺炎球菌が形質転換され、S型になったことを示しています。当時は、ある細菌が性質を変えるなどということは、とんでもなく「非常識」な考え方でした。なので、グリフィスは、神様を恐れてこの発見を長い間秘密にしていたほどです。

エイブリーはこの研究をさらに発展させました。グリフィスの実験は、生体を使った実験なので、in vivo（インビボ）実験といいます。ラテン語で、生体の中で、という意味です。これに対して、試験管内での実験はin vitro（インビトロ）といいます。ビトロというのはガラスのことです。今は、生物学の実験で使う試験管はほとんどプラスチック類ですが、昔はガラス製を使っていたので、こんな言い方になってます。いまなら、イン・プラスチコと言ったほうがいいのかもしれませんが、昔のとおりインビトロという言葉が使われています。

話がそれました。エイブリーは、S型肺炎球菌から取り出したいろいろな物質をR型の肺炎球菌に取り込ませて、Ｓ型に変わるかどうか、すなわち、Ｓ型に形質転換できるかどうか、の研究を行いました（図25B）。これはかなり難しい研究でした。

しかし、とうとう正解にたどり着きます。肺炎球菌を形質転換するのはタンパク質ではなくて、核酸《かくさん》、ＤＮＡだったのです。１９４４年にこれを発表するのですが、誤った先入観による「常識」、遺伝情報はタンパク質に違いないという思い込みが強かったために、ほとんど受け入れられませんでした。ただ、これにはエイブリーの性格も影響《えいきょう》していたかもしれません。ものすごく謙虚《けんきょ》な人で、データには盤石《ばんじゃく》の自信があったにもかかわらず、論文には、遺伝物質はＤＮＡである、けれども、ひょっとしたら違う物質の可能性もある、というような書き方がされています。もちろん、後に、遺伝物質がＤＮＡであることは他の方法でも証明されました。

そして、エイブリーはノーベル賞に輝《かがや》きました。と、書きたいところなのですが、残念ながらそうはなりませんでした。多くの人が、遺伝物質はＤＮＡであると納得したときには、エイブリーはすでに亡くなっていたのです。

ノーベル賞をもらうべきだったのに、もらえなかった研究者、というのが何人もいます。おそらく、そのトップに来るのがオズワルド・エイブリーです。そんなの残念すぎる、と思うかもしれません。しかし、エイブリーは研究が大好きで、授賞式に出かけていくのが面倒《めんどう》だからと、いくつもの賞を断ったような人でした。本人は意外と、墓の下でなんとも思っていないかもしれません。

図25｜肺炎球菌の形質転換：グリフィスの実験とエイブリーの実験

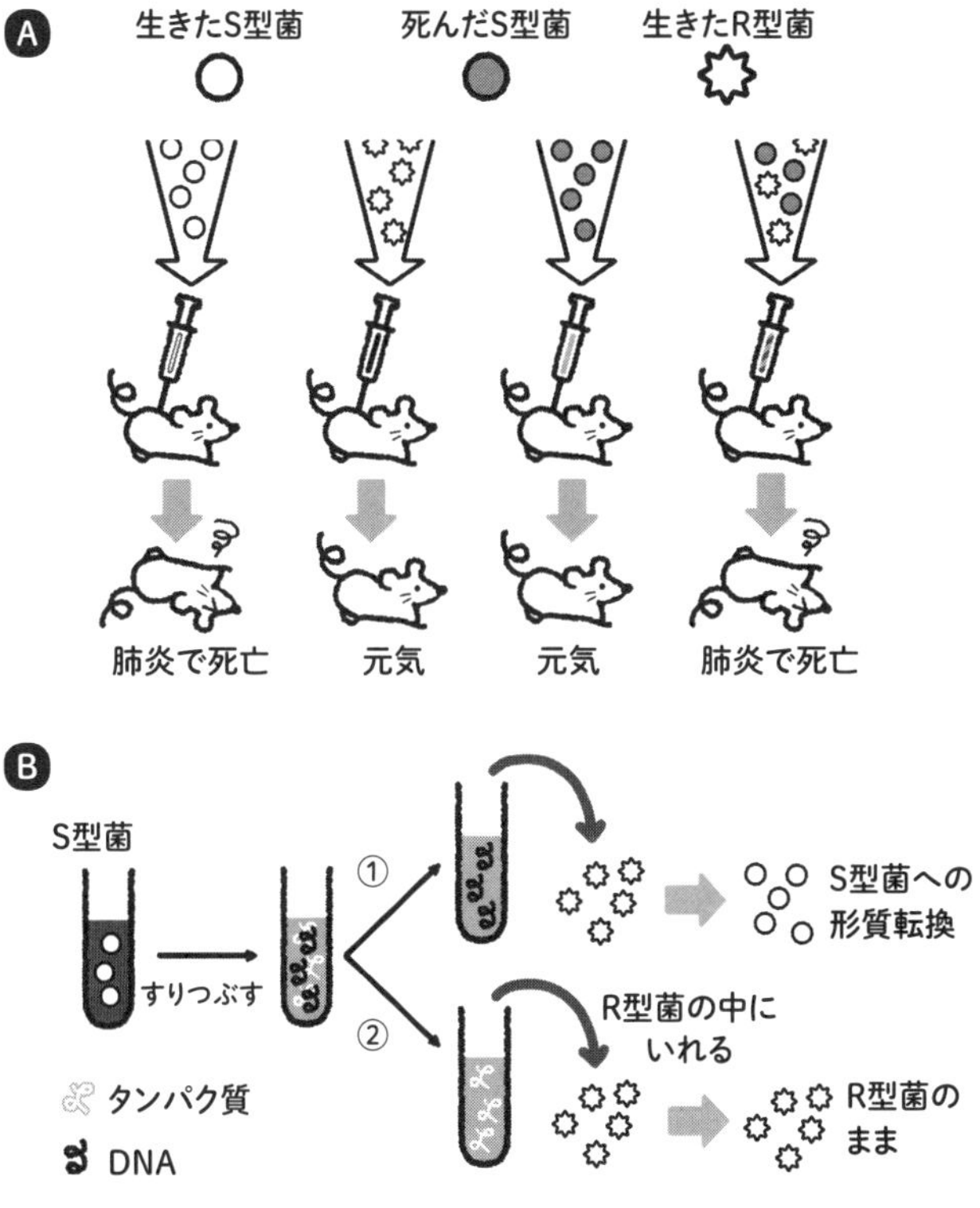

A　肺炎球菌には、病原性のあるS型と病原性のないR型があります。イギリスのグリフィスは、生きたR型菌と死んだS型菌をネズミに接種すると、S型菌ができてネズミが死ぬこと、すなわち、新しい遺伝型が獲得されることを見つけました。

B　米国、ロックフェラー研究所のエイブリーは、この研究をさらに進めました。S型菌をすりつぶしてタンパク質を分解した溶液をR型菌に取り込ませたところ、S型菌になりました（①）。しかし、DNAを分解した溶液ではそのようなことはおこりませんでした（②）。この結果から、肺炎球菌の形質転換を引き起こす物質=遺伝物質はDNAであるということを明らかにしたのです。

破傷風菌と北里柴三郎——日本が生んだ最高の医学者

日本で最高の医学者といえば、誰がなんといっても北里柴三郎です。その破傷風菌についての研究はノーベル賞に匹敵《ひってき》する、というよりは、ノーベル賞を受賞すべきものでした。それに、日本の医学界における貢献《こうけん》も非常に大きかったので、千円札の顔に選ばれたのも当然です。

破傷風菌と抗《こう》毒素

破傷風とは、破傷風菌による人獣《じんじゅう》共通感染症で、土の中にいる破傷風菌が傷口から入ることによって発症《はっしょう》します。この細菌の研究で、とてつもなく大きな業績をあげたのが北里柴三郎です。業績の割に知名度が低かったのですが、２０２４年度から千円札の顔になることが決まって、かなり知られるようになりました。北里柴三郎ファンとしては嬉しいかぎりです。

熊本出身の北里は、東大医学部を卒業後、１８８６年、32歳のときにロベルト・コッホのもとへと留学します。コッホに命じられたのは、破傷風菌の研究でした。破傷風菌はその2年前に発見されていましたが、培養ができなかったために、コッホの4原則を満たすことができず、本当に破傷風の原因かどうかが確定できていなかったのです。

コッホの研究室といえば、錚々《そうそう》たるメンバーによる大研究室です。日本から来た研究者のことなど、最初は目に入っていなかったといいます。なので、できるかどうかわからない難しい研究テーマが与《あた》えられたのかもしれません。しかし、北里は熱心に取り組みます。まずは、破傷風菌を培養できなければお話になりません。

苦労に苦労を重ねていたある日、卵料理を作るときに奥のほうが固まっているかどうかを確かめるのに、串を刺して調べているのを見てひらめきます。破傷風菌はからだの奥のほうで増殖するのだから、寒天を使った固形培地の奥《おく》のほうに植え込んだらうまくいくのではないかと。そして、うまくいきました。すごいですよね、そんなことから思いつくなんて。パスツールの名言のように、幸運は準備された心にやってくるものなのです。

北里は、破傷風菌が空気を嫌う嫌気性菌であることを見抜《みぬ》きます。そして、水素を使った破傷風菌の培養装置を作ります。

破傷風菌は感染した部位で増えるのですが、その症状は、遠く離《はな》れた神経や筋肉で生じます。そのことから、北里は、破傷風菌は何らかの毒素を分泌していて、その毒素が症状の原因なのではないかと考えます。破傷風菌を培養し、その培養液から菌を取り除いてネズミに注射したところ、破傷風感染と同じ症状が引きおこされました。こうして、「毒素説」を確認することができたのです。

北里は、さらに研究を進めます。ひょっとしたら、少量の毒素の投与《とうよ》から始めて、だんだんと量を増やしていくと、動物は毒素に耐《た》えられるようになるのではないか、と考えたのです。ある種の化学物質でそのような現象があることからの思いつきでした。

やってみたら、確かにそうなりました。北里が素晴らしかったのは、その次の発想です。単に動物が「慣れた」のではなく、もしかしたら、からだの中に、毒素を中和する物質、抗毒素《こうどくそ》が生じたのではないかと考えたのです。確かめてみると、そのとおりでした。非自己である異物を中和する物質。記憶にありませんか？　そうです、抗体《こうたい》が作られることを発見したのです。これは真の大発見です。

そのころすでにコッホの研究室の一翼《いちよく》を担うほどになっていた北里の成果にコッホは心底驚きます。そして、同じように毒素が病気を引き起こすジフテリア、その頃多くの子どもの命を奪《うば》っていたジフテリアでも、同じように抗毒素ができるのではないかと考え、同様の実験を行うよう、弟子のエミール・フォン・ベーリングに命じます。

ノーベル賞のゆくえ

ベーリングは、破傷風毒素と同じく、ジフテリア毒素に対する抗毒素ができることを見いだしました。そして、北里とベーリングは連名で「動物におけるジフテリア免疫と破傷風免疫の成立について」という論文を１８９０年に発表します。この論文は、図表もない２ページほどの短い論文でしたが、その内容は、ほとんどが破傷風についてのものです。そして、同じ雑誌の次の号には、ベーリング単独による「動物におけるジフテリア免疫の成立についての検討」という論文が発表されました。

　その成果に基づいてジフテリアの抗血清療法《こうけっせいりょうほう》が行われ、成果をあげます。抗血清療法というのは、ジフテリアに感染したウマの血清（血液のうち、血液細胞以外の液体）を、ジフテリア患者に注射する治療法です。ジフテリアにかかったウマは血清中に抗毒素＝抗ジフテリア毒素抗体がありますから、それを投与し、ジフテリア毒素の作用を中和して症状をおさえてやろうという戦略です。

　研究の経緯《けいい》をよく知っていたコッホは、後年、北里の下からやってきた弟子の志賀潔《しがきよし》——志賀潔については、後で詳《くわ》しく説明します——に、ベーリングの研究は北里の研究に基づいたものであったと語っています。にもかかわらず、第1回のノーベル生理学・医学賞は、北里ではなく、ベーリングに輝《かがや》きました。いまと違って、単独受賞しか認められていなかったのですが、それなら北里の受賞が妥当《だとう》でしょう。破傷風に比べて、ジフテリアのほうが病気として重要だったからとか、ジフテリアのほうが抗血清療法の有効性が高かったからとか言われていますが、その理由は、はっきりとはわかりません。日本人としてはちょっと釈然《しゃくぜん》としませんよね。

　北里は1892年に帰国し、伝染病研究所（いまの東京大学医科学研究所の前身）の設立、慶應《けいおう》義塾《ぎじゅく》大学医学部の設立、日本医師会の創設など、八面六臂《はちめんろっぴ》の活躍をします。その間、香港でのペスト流行の調査に出向いたり、北里のもとで弟子の志賀潔が赤痢《せきり》菌《きん》を発見したりといった業績をあげます。

日本の医学界において、これだけ多方面にわたり、これだけ大きな足跡《そくせき》を残した人は他にはいません。お札の顔になっても当然の大偉人です。

進行麻《ま》痺《ひ》と野口英世――立身出世と誤った研究

さて、もう一人、どうしても紹介しておきたいのが野口英世です。年下ですが、千円札の顔としては北里の先輩《せんぱい》にあたります。一昔前までは、立身出世の大偉人といえば野口英世、というくらいの人でした。ただ、立身出世という言葉自体が古くさくなったせいか、最近ではそうでもないようです。それでも、野口の人生は波瀾万丈《はらんばんじょう》、超弩級《ちょうどきゅう》の面白さです。

立身出世の人

野口は１８７６年生まれですから、北里より23歳年下、一世代違う人です。福島県の猪苗代《いなわしろ》湖畔《こはん》、貧しい農家に生まれました。その家は、今も野口英世記念館として残されています。１歳のときに囲炉裏に落ちて左手に大やけどを負い、一生、その手は不自由でした。小学校時代からものすごく優秀《ゆうしゅう》で、たくさんの人に世話になりながら、21歳で医師免許《めんきょ》を取得します。

手が不自由だったこともあって、臨床医《りんしょうい》にはならず、基礎研究の道を歩み始めます。一時は、北里の伝染病研究所に通訳のような仕事で勤めていました。そのころ、志賀潔の赤痢菌研究の視察にアメリカからやってきたサイモン・フレクスナーの通訳をします。

後年、そのツテを頼《たよ》ってアメリカに留学します。そのとき、アメリカに来たらわたしのところへ来なさいと社交辞令程度に言った程度だったのに本当に野口がやってきたので、フレクスナーはたいそう驚いたそうです。また、渡米《とべい》のための資金を飲み食いや宴会《えんかい》で使い果たしてしまったというのは有名なエピソードです。このように、野口はかなりむちゃくちゃなところのある人でした。

フレクスナーが責任者となって設立されたのが、これまでに何度も出てきたロックフェラー研究所です。その研究所のスター研究者として、野口は大活躍します。その大きな柱は、梅毒と黄熱病《おうねつびょう》の研究でした。

梅毒は、性行為によって感染する病気の代表的なものです。何年もかかって次第に進行し、最後は死に至る病気で、抗生物質が開発されるまでは治療《ちりょう》が困難な病気でした。そのため、信じられない治療法もありました。高熱が出ると、梅毒の原因となる細菌である梅毒トレポネーマが死にます。なので、マラリアを感染させて熱を出させるという治療法まで行われたのです。

もちろんとても危険な治療法ですが、その開発者はノーベル賞を受賞しています。梅毒がどれだけ大変な病気だったかがわかります。

野口のロックフェラー研究所での研究の前半は、その梅毒の原因である梅毒トレポネーマの研究でした。その多くは、野口が開発した梅毒トレポネーマの純粋培養法を用いたものです。しかし、残念なことに、今となっては、その方法では梅毒トレポネーマは培養できないことがわかっています。どうしてそのようなことになったのかはわかりませんが、梅毒についての野口の研究のいくつかは明らかな誤りでした。

進行麻痺と黄熱病

野口英世の最大の業績は、進行麻痺《まひ》という病気の原因が梅毒トレポネーマであることの発見です。少し、その説明をしてみましょう。

進行麻痺という病気は、脳が冒《おか》されて次第に記憶力や思考力が低下し、その病名が示すように、最期には全身に麻痺がおこる病気です。そのころは精神疾患《しっかん》の一つとされ、精神病院の入院患者《かんじゃ》の2割ほどをも占《し》めていました。野口は、その精神疾患が梅毒トレポネーマによる感染症であることを突き止めたのです。今でも、統合失調症など精神疾患の原因はよくわかりません。ところが、そのうちの一つとされていた病気の原因を明らかにしたのですから、大発見でした。

しかし、その論文を読むと、本当にそんな大発見なのかという気がしてしまいます。というのは、顕微鏡観察で進行麻痺の患者の脳に梅毒トレポネーマを見つけた、というだけの論文なのです。コッホの4原則には遠くおよびません。

ただ、野口がものすごい努力家であったことは間違《まちが》いありません。誰も見つけることができなかった梅毒トレポネーマを、進行麻痺の患者の脳に見つけることができたのは、壮絶《そうぜつ》な努力の賜《たまもの》です。一方で、自分一人だけで熱心に研究をする、というパターンでは、いったん誤った道に入りだすと、なかなか抜《ぬ》け出ることはできないという問題があります。野口は、そのあたりのバランスがあまり良くなかったと言わざるをえないのです。

野口が最後に取り組んだのが黄熱病の研究でした。中南米やアフリカの熱帯地域の伝染病で、高熱や頭痛、それから、重症《じゅうしょう》になると肝臓《かんぞう》が悪くなって黄疸《おうだん》になることから、黄熱病と名付けられています。英語ではイエロー・フィーバー、黄熱です。

黄疸って聞いたことあるでしょうか。ちょっと横道にそれますが、説明しておきます。肝臓にはいろいろな働きがありますが、そのうちの一つはビリルビンの排泄《はいせつ》です。ビリルビン、もちろん聞いたことないでしょうね。赤血球が毎日壊《こわ》されるという話と、赤血球にはヘモグロビンがぎっしり詰《つ》まっているという話を思い出してください。赤血球が壊されると、その中に大量に含まれるヘモグロビンも処理されなければなりません。ヘモグロビンというのは、ヘムという物質（サプリとしても売られています）とグロビンというタンパク質の結合したもので、そのヘムが代謝されてできるのがビリルビンです。

ビリルビンは肝臓で処理されて胆汁《たんじゅう》の成分として排出されます。が、肝臓の機能がうまく働かないとビリルビンが血液中に残ったままになります。そうなると、ビリルビンは黄色なので、皮膚が黄色く見えるようになります。それが黄疸です。他にも、胆汁の流れが悪くなった時などにも黄疸になります。話、元にもどします。

野口は、黄熱病の原因はレプトスピラという細菌であると発表します。が、これは完全に間違いでした。後に、黄熱病はウイルスによるものであることが明らかにされています。ここでも、野口のやり方が悪いほうへと向かってしまったのです。

どんどん黄熱病ウイルス説が有力になっていくにもかかわらず、野口は自分の説が正しいと固執して論文を書き続けます。次第に、野口に対する批判が強まっていきます。そんな中、西アフリカにある英領ゴールドコースト（現在のガーナ）のアクラへ黄熱病の研究に行くことになります。そこで黄熱病に感染し、亡くなりました。そのような状況《じょうきょう》だったので、亡くなった時には、野口自殺説まで出たほどです。

野口は、他にも、ポリオや狂犬病の病原「細菌」を同定したという論文を発表していますが、いずれも誤りでした。どちらもウイルスによる病気です。野口の時代には、おもだった細菌感染症の原因菌はほぼ見つかっていました。そのころ病原体不明として残されていた伝染病は、多くが細菌ではなくてウイルスが原因の病気だったのです。しかし、野口は、生涯、細菌学者であり、ウイルスの研究に踏《ふ》み出すことはありませんでした。遅れてやってきた微生物の狩人だったのです。

野口英世はたしかに立派な医学者として高い名声を獲得しました。しかし、その業績を今から眺めると、ちょっとどうかなぁという気がしてしまいます。客観的に見て、北里のほうがはるかに優れています。こう書くと野口が嫌いなのかと思われるかもしれませんが、そんなことはありません。子どものころ、野口の伝記を読んで医学部へ行きたいと思ったほどです。少し裏切られたような気がしないでもありませんが、やっぱり今でも大好きです。

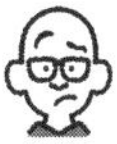

細菌性下痢《げり》――その原因になるさまざまな細菌

細菌が引き起こす身近な病気の一つに下痢《げり》があります。まさか、生まれてから一度も下痢をしたことのない人はいないでしょう。長期間にわたって続く下痢（慢性《まんせい》下痢）もありますが、多くはせいぜい1週間ほどしか続かない下痢（急性下痢）です。ここでは、細菌性の急性下痢について説明していきます。きっと名前を聞いたことのある細菌やウイルスがたくさん出てくるはずです。

下痢の原因

急性下痢にはいろいろな原因があります。まずは、ウイルスによる感染です。ノロウイルスとかロタウイルスという名前を聞いたことがあるかもしれません。どちらも感染力の強いウイルスで、症状としては下痢だけではなくて嘔吐《おうと》もあります。子どもの感染性下痢の多くはウイルス性で、冬場に流行することの多いのが特徴《とくちょう》です。

細菌感染による下痢には、カンピロバクター菌、サルモネラ菌、コレラ菌、腸炎ビブリオ、赤痢菌など、いろいろな原因菌があって、夏場に多い傾向があります。細菌による下痢というと、食中毒を思い浮《う》かべるかもしれませんが、細菌性下痢と食中毒は少し意味が違います。中毒とは毒によってからだに異常が生じることで、食中毒とは飲食によって引きおこされる中毒です。なので、食中毒の原因は、細菌感染の他、化学物質やキノコなど様々です。また、その症状は下痢に限りません。

下痢が恐ろしい病気だなどと思ったことはないかもしれません。しかし、世界的に見ると、決してそのようなことはありません。途上国では、上下水道が整備されていないような衛生環境の悪いところがたくさんあります。なので、世界的に見ると、下痢は、現在でも5歳未満の子どもの死亡原因の2位で、年間50万人もが亡くなっています。

ひどい下痢になると、からだの中の水分が減少して脱水《だっすい》状態になり、それで亡くなる子どももたくさんいるのです。脱水を治すためには点滴《てんてき》がいちばんですが、いつもできるとは限りません。スポーツドリンクのような飲み物を補給することによっても改善することができます。安価なものですが、それすら十分に与えられなくて亡くなっていく子どもがたくさんいるのは悲しいことです。

　他にも、食物アレルギーやストレス、冷えや食べ過ぎでも下痢になることがありますから、注意が必要です。下痢の一般論はこれくらいにして、下痢を引きおこす有名な細菌、三について、ちょっと面白いエピソードといっしょに説明しましょう。

コレラと食中毒

　コレラは世界中で何度もパンデミックを引き起こしていますから、下痢をおこす菌の中でいちばん有名かもしれません。日本でも江戸時代に何度か大流行がありました。いずれも九州から始まったのですが、１８２２年の流行では、関所を止めて人の出入りを禁じたので箱根の関を越えることはなかったそうです。飛沫《ひまつ》感染や空気感染ではなくて、患者の便や嘔吐物についたコレラ菌による感染ですから、うなずけます。

　しかし、江戸時代末期の安政年間、１８５８年は、長崎に始まった流行が江戸にまで到達《とうたつ》し、10万人以上が亡くなったとされています。もちろん、途中《とちゅう》の大阪や京都で患者を出しながらの上京（?）でした。あまりにあっけなく、ころっと死んでしまうので「狐狼狸」、「虎狼狸」、

「虎狼痢」などと書いて「コロリ」とも呼ばれました。

19世紀の半ば、ロンドンでコレラが大発生します。そのころのロンドンは、人口が集中して衛生状態もよくありませんでした。ようやく、細菌が病気を引き起こすことをコッホが証明した頃で、コレラの原因はまだわかっていませんでした。細菌感染説もあったのですが、当時は、「瘴気《しょうき》」という悪い空気が原因であるという考えが主流でした。

１８５４年に、ソーホーという地区でコレラが大発生します。その時には、あの有名なフローレンス・ナイチンゲールも看護にあたっています。そんな中、ジョン・スノウという医師（麻酔《ますい》を得意とする外科医でした）が、厳密な調査を行います。どの地域でコレラが発生したかの詳細《しょうさい》な地図を作製し、公共に使われている井戸水が原因であることをつきとめます。そして、その井戸のポンプのハンドルをはずして使えなくしたところ、コレラの発生が収まりました。このスノウの研究が疫学《えきがく》の始まりとされています。

その同じ年、イタリアの医師フィリッポ・パチーニが、コレラで亡くなった死者の腸内にある細菌をコレラの原因菌であると考えて、*Vibrio cholerae* と命名しました。しかし、広く認められることはありませんでした。その菌がコレラの原因菌であることを突き止めたのは、またもやロベルト・コッホで、１８８３年のことでした。

コレラ菌を巡《めぐ》っては面白い話があります。ミュンヘン大学の、マックス・フォン・ペッテンコーファーは、コレラ菌だけではコレラは発症しないのではないかと考えていました。ペッテンコーファーは衛生学の大家で、森鷗外はこの人にも師事したことがあり、とても尊敬していたので、孫の一人に真《ま》楠《くす》と名付けたほどです。

そのペッテンコーファー、自分の説を確認するために、コッホに頼《たの》んでコレラ菌をもらい、それを飲みます。一歩間違えば死んでしまうのですから、よほど自信があったのでしょう。理由はわかりませんが、幸いにもコレラは発症しませんでした。すごいですよね。でも驚くのはまだ早いです。

ペッテンコーファーの弟子のひとり、ルドルフ・エメリッヒは、自ら志願していっしょにコレラ菌を飲みます。よほどペッテンコーファー先生のことを信頼《しんらい》してたか、気に入られたかったかのどちらかでしょうね。そして、あわれエメリッヒはコレラを発症します。一命を取り留めたからよかったようなものの、死んでたらかわいそうすぎです。

前置きが長くなりましたが、コレラがどんな病気かを説明します。コレラ菌は猛烈《もうれつ》な下痢を引き起こします。これは、コレラ菌の出す毒素が腸の細胞に働きかけることによります。「米のとぎ汁《じる》」のようなという言い方がされるくらいですから、本当にしゃぶしゃぶの水様下痢、水のような便が出る下痢です。そんな下痢が１日に何十回もおきるのですから、たまりません。

水や電解質が猛烈な勢いで失われるため、脱水と電解質（特にカリウム）の喪失《そうしつ》によって死にいたることもあります。コレラ菌の種類にもよりますが、治療をしないと致死率《ちしりつ》は8割にもおよびます。しかし、日本のような先進国では、それほど怖い病気ではありません。水と電解質を補給してやれば、死ぬようなことはないからです。でも、かかりたくないですね。

ちょっとコレラから離れて、他の細菌性食中毒の話をしましょう。コレラと同じビブリオ属の細菌、腸炎《ちょうえん》ビブリオによる食中毒があります。腸炎ビブリオは海水中にいる細菌なので、海産の魚介類を生で食べることによっておきることがあります。

日本でおきる細菌性食中毒の多くは、腸炎ビブリオやサルモネラ菌、黄色ブドウ球菌によるものです。サルモネラ菌は卵によるものが多いのが特徴です。夏の間は生卵を食べないほうがいい、というのは、サルモネラ中毒を避《さ》けるためです。

黄色ブドウ球菌は、ヒトの皮膚表面に存在する細菌です。そのような細菌は、いつもそこにいることから、常在菌《じょうざいきん》といいます。黄色ブドウ球菌は、手や指に傷があったりするとそこで増殖します。なので、料理をする人の傷から食物に付いて、菌が増殖することがあり、それを食べると食中毒をおこしてしまうのです。夏場のお弁当による食中毒の多くは黄色ブドウ球菌です。中毒症状は、黄色ブドウ球菌の出す毒素によります。菌は熱に弱いのですが、毒素は強いので、消毒のために熱してから食べても、毒素による症状が引きおこされることがありますから注意が必要です。

病原性大腸菌とＯ１５７

大腸菌は、名前が示すとおり、大腸に棲《す》む菌です。ほとんどは病気を引き起こさない、すなわち、病原性を持たないのですが、中には下痢などを引き起こす大腸菌があります。それらの大腸菌は病原性があるということで、病原性大腸菌と呼ばれます。また、生命科学の研究では大腸菌がとてもよく使われます。学名を *Escherichia coli* というのですが、長いので、よく *E. coli* と略されます。ちなみに、coli とは大腸の意味で、発音はイー・コーライです。

通常の大腸菌は病原性を持っていませんが、病気を引きおこす病原因子の遺伝子を獲得すると、病原性を持つようになって下痢を引き起こします。いろいろな病原因子があるのですが、いちばん有名なのは、ベロ毒素です。ベロ毒素の遺伝子を持っていてベロ毒素を産生する大腸菌が腸管出血性大腸菌です。抗原性《こうげんせい》によって分類されるのですが、その代表選手がＯ１５７型の抗原を持つ腸管出血性大腸菌Ｏ１５７です。ときどき、ニュースで、Ｏ１５７による食中毒が発生しました、とか報じられるので、聞いたことがあるかと思います。

ベロ毒素の名前の由来は、ベロ細胞というサル由来の培養細胞を殺すことから名付けられました。この毒素にさらされると、タンパク質の合成が阻《そ》害《がい》されて、ベロ細胞は死んでしまいます。また、ヒトに感染すると、腸の細胞に作用して、出血性の下痢をおこします。さらに、溶《よう》血性尿毒症症候群《けつせいにようどくしようしようこうぐん》という病気を発症することがあります。

ベロ毒素が血管内皮細胞（ひさしぶりに登場です）に作用して、小さな血栓《けつせん》がたくさんできます。細い血管にそういった血栓ができると、そこを通り抜ける時に、物理的な力で赤血球が壊されます。前にも出てきた「溶血」が起きるのです。また、腎臓の細胞に作用してその機能が低下し、老廃物がうまく排泄《はいせつ》できずに、尿毒症という状態になります。だから、溶血性尿毒症症候群です。長い名前ですが、二つの症状をくっつけてあるだけです。

腸管出血性大腸菌Ｏ１５７は、ウシの腸に棲み着いていることがあります。この細菌、なぜか、ウシでは病気を引きおこさないんです。なので、感染しているウシを解体する時に、食肉に付いてしまうことがあります。そんな肉を生で食べたら、腸管出血性大腸菌Ｏ１５７に感染する危険性があります。だから、生の牛肉は食べてはダメということが法律で決められています。ミンチ肉を使うハンバーグはよく焼かないとダメというのも同じ理由からです。

１９９６年に、大阪の堺《さかい》市で学校給食による腸管出血性大腸菌Ｏ１５７による子どもの集団下痢が発症しました。１万人近くが感染し、３人の児童が亡くなるという痛ましい事故でした。このとき、感染の原因は「かいわれ大根」だとされ、かいわれ大根がまったく売れなくなってしまいました。ただ、後になって、かいわれ大根原因説は間違いだったことがわかり、かいわれ業者は厚労省から保証金を受け取っています。いまだに、なにが本当の原因だったかは不明のままです。

また、腸管出血性大腸菌Ｏ１５７や次に述べる赤痢菌は、たった１００個程度で感染を引き起こします。コレラや一般的な食中毒の原因菌は、それほど病原性が高くなくて、数百万個以上ないと感染を引き起こしません。この違いは、胃酸に強いか弱いかが大きな理由です。

赤痢菌と志賀潔

赤痢という病気があります。赤痢菌あるいは赤痢アメーバ（アメーバというのは、真核の単細胞生物です）によって引き起こされる、出血を伴《ともな》う下痢です。出血するので赤い下痢になる、だから赤痢です。普通は赤痢菌による細菌性赤痢のことを赤痢といいます。アメーバによる赤痢は熱帯や亜《あ》熱帯の病気で、区別するためにアメーバ赤痢と呼ばれます。

一般的に、細菌はヒトに感染しても細胞の外側で増えるのですが、赤痢菌は、腸の粘膜《ねんまく》細胞の中に入って増えることもできます。そうして腸の細胞を壊すので、出血がおきるのです。また、中には、ベロ毒素を作るものもあって、赤痢菌の持っている毒素は志賀毒素とも呼ばれます。そうです、日本人の名前です。また、赤痢菌の属名は *Shigella* といいます。シゲラ、これも細菌学者・志賀潔から取られた名前です。日本人の名前が細菌の学名についているたった一つの例です。こわい細菌ですけど、なんだかうれしくなりませんか。

志賀潔は１８７１年、仙台《せんだい》に生まれました。中学校（といっても旧制中学校ですから今の高等学校にあたります）では、「荒城の月」の作詞者である土《ど》井《い》晩翠《ばんすい》と同級で、以後ずっと親友でした。帝国大学医科大学（今の東京大学医学部）を卒業して、伝染病研究所の北里のもとで学び始めます。そして、一年足らずで赤痢菌を同定します。ビギナーズラックだったのかもしれませんが、研究所の片隅《かたすみ》に寝《ね》床《どこ》を作ってまで実験した苦労が実ったのです。

志賀は、「先生の共同研究者というより、むしろ研究助手」であった自分なのに「赤痢菌発見のてがらを若僧《わかぞう》の助手一人にゆずって恬然《てんぜん》として居られた先生を、私はまことにありがたきものと思うのである」と書き残しています。昔のことです。北里が自分の手柄として、赤痢菌発見の論文を書いたとしても不思議はありません。しかし、その論文は、志賀潔の単独名で発表されました。だから、赤痢菌は *Shigella* という名前になったのです。もし北里が横取りしていたら、*Kitasatolla* とかになっていたことでしょう。

その後、後で紹介する天才パウル・エールリッヒの下へ留学し、慶應義塾大学の教授や京城《けいじょう》帝国大学総長を歴任しましたが、いろいろな理由から、晩年はかなり不幸な生活でした。京城帝国大学ってどこ？　と思ったかもしれません。日本が統治していた朝鮮では、無理矢理に地名にも日本名がつけられていました。京城とはソウルのことです。

北里ですら、お札の顔になるまではあまり知られていたとはいえません。ましてや、志賀潔の名前を知る人はそれほど多くないでしょう。しかし、細菌の属名にまで名を残した大医学者です。もっと多くの人に知ってもらいたいと思っています。

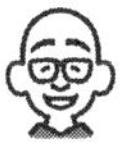

ピロリ菌と胃《い》潰瘍《かいよう》のカンケイ――偶然からの大発見

生体防御《ぼうぎょ》のところで書いたように、胃の中は胃酸のために強い酸性になっていて、そのおかげで多くの細菌を殺すことができます。そんなところに棲み着いている細菌なんかいないだろう、というのが医学界の常識でした。ところが、いたのです。それも、胃潰瘍《いかいよう》や胃がんを引き起こすとんでもない細菌が。それがピロリ菌こと、ヘリコバクター・ピロリです。

ピロリ菌の発見

ヘリコは、らせんとか旋回《せんかい》という意味で、ヘリコプターのヘリコと同じです。らせん状をした鞭毛《べんもう》という小さな毛を旋回させながら進みます。バクターはバクテリア、細菌です。ピロリは、幽門《ゆうもん》という意味です。胃の入り口が噴門《ふんもん》で出口は幽門。胃の出口近くでよく見つかるので、ヘリコバクター・ピロリという名前がつけられています。日本語では略してピロリ菌と呼ばれることが多いですけど、それだと意味的には「幽門菌」ですから、ちょっと変ですね。でも、長い名前なので、この本でもピロリ菌と呼んでいきます。

ピロリ菌を発見したのは、オーストラリアの医学者、バリー・マーシャルとロビン・ウォレンです。マーシャルが、休暇で細菌の培養皿を長い間ほったらかしにしていました。その休みから帰ってきたとき、生えていたのがピロリ菌でした。ピロリ菌は増殖が遅いので、普通の培養期間なら見つかっていなかったはずです。幸運な偶然（といっても単なる横着ですが）がピロリ菌の発見をもたらしました。

胃潰瘍とは、胃の壁がえぐれて、悪くすると穴があいてしまう病気です。ず〜っと昔から、慢性胃炎や胃潰瘍はストレスが原因だと考えられていました。しかし、マーシャルとウォレンは、ピロリ菌が原因ではないかという仮説をたてます。そして、マーシャルはピロリ菌を飲むという人体実験を自分で行います。そうすると、急性胃炎がおきたのです。その後、いろいろな研究が進み、ピロリ菌が慢性胃炎や胃潰瘍、さらには胃がんの原因であることが突《つ》き止められました。

ピロリ菌感染と胃がんと日本人

昔から、日本人は欧米人《おうべいじん》に比べて胃がんが多い、ということはよく知られていました。ピロリ菌が胃がんの原因だとわかったのですから、日本では欧米よりピロリ菌の感染率が高いと考えるのが自然です。しかし、調べてみると、欧米でも相当に高かったのです。ちょっと不思議ですよね。感染率の違いが原因ではなくてなんだったと思いますか？　じつは、日本のピロリ菌は、欧米のピロリ菌とちょっと性質が違って、病原性が高いのです。

抗生物質でピロリ菌をやっつけたら、胃がんになりにくくなることがわかっています。なので、ピロリ菌の除菌療法が勧められています。除菌したら完全に大丈夫《だいじょうぶ》かというと、そういうわけでもありません。ちゃんと除菌しても、胃がんになりやすさが変わらない人がいることもわかってきています。なので、除菌後も内視鏡などによる検診を受け続ける必要があります。

衛生状態がよくなって若い人のピロリ菌感染率が低くなってきてますし、ゼロになるわけではありませんが、除菌により胃がんの発症率が下がることは間違いありません。なので、遠からず、日本人の胃がんは激減するだろうと考えられています。がんを予防できるって、すごいですよね。マーシャルとウォレンがノーベル賞に輝いたのは言うまでもありません。

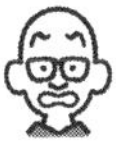

抗菌薬の開発——サルバルサンとサルファ剤《ざい》

さて、細菌感染の治療法についてもお話をしておきましょう。細菌をやっつける薬は、抗ウイルス薬よりもずっと前から開発が始まっています。

いまでは少なくなりましたが、昔は細菌感染症で命を落とす人が後を絶ちませんでした。そんな状況が少なくなったのは、細菌をやっつける薬が開発されたおかげです。まずは、ドイツで進められた二つの薬剤開発についてのお話からです。

天才パウル・エールリッヒ

ふたたび、天才について、です。広辞苑には「天性の才能。生れつき備わったすぐれた才能。また、そういう才能をもっている人。」と書いてあります。これでは、ちょっと物足りない感じがします。もう一声、普通の人が努力しても絶対にたどりつけない才能を持っている人、とかを付け加えたいところです。

研究でいうと、ものすごく独創性のある研究を成し遂《と》げた人でしょう。それも、できたら複数回あってほしいところです。これまでに出てきた人だと、パスツールやコッホ、北里がそれにあたります。物理学におけるアルバート・アインシュタインもそうですね。ここで紹介するパウル・エールリッヒも間違いなく天才です。ちなみに、アインシュタインとエールリッヒは、わたしと誕生日が同じ3月14日です。残念なことに、天才的能力と誕生日とは特に関係はなさそうです。

エールリッヒは1854年生まれ、ジフテリア毒素でノーベル賞をもらったベーリングと同い年、北里より1歳年下です。9歳年上のいとこカール・ワイゲルトは、細胞を色素で染色するエキスパートでした。そのワイゲルトに影響をうけたエールリッヒは、いろいろな色素で細胞を染色します。そうして、好酸球の顆粒や、アレルギーのところで出てきたマスト細胞を発見します。これだけでも大きな業績です。しかし、エールリッヒの思考はそこにとどまりませんでした。

いろいろな染料には、ある細胞だけを染めるとか、ある病原体だけを染めるとかいうものがあります。その「特異性」を利用すると、病原体だけを殺す化学物質「魔《ま》法《ほう》の弾丸《だんがん》」を開発できるのではないかと考えたのです。今となってはあたりまえの考えですが、当時としてはぶっちぎりで斬新《ざんしん》なアイデアでした。そして、この考えに基づき、当時、不治の病であった梅毒の治療薬を探し始めます。その研究に指名されたのは、志賀潔の2年後輩《こうはい》で野口英世と同期で伝染病研究所に入所した、北里柴三郎の弟子、秦佐《はたさ》八郎《はちろう》でした。

秦は、エールリッヒが準備した何百という化学物質の中から、膨大《ぼうだい》な数の実験動物を使った綿密な実験を行います。そして、とうとう606号という物質が梅毒に効果があるということを見つけます。後にサルバルサンと名付けられるこの薬は、梅毒の治療に広く使われるようになりました。ただ、サルバルサンは、猛毒であるヒ素を含《ふく》む化合物なので副作用が強く、現在では使われていません。

これは世紀の大発見でした。こういった化学物質を用いた治療法を化学療法といいますが、そのような薬で当時使われていたのは、マラリアに効くキニーネしかありませんでした。キニーネはもともと、アンデスの原住民であるインディオが経験的にマラリアに効くと知っていた植物であるキナの樹皮から抽出《ちゆうしゆつ》されたものです。それに対して、サルバルサンは完全な化学合成で、系統だった効果判定、すなわち、スクリーニングによって選別されたものです。その上、猛威を振るう不治の病、梅毒の治療薬です。秦がエールリッヒと共にノーベル賞候補に推挙されたのもうなずけます。

スクリーニングとは、広辞苑では「①ふるい分けること。選抜《せんばつ》。選別。②〔生〕多くの物質の中から目的とする一定の活性をもつものを選別するテスト。」とあります。〔生〕は、生物学用語として、という意味です。キニーネの場合は、キナの樹皮に有効成分があるのがわかっていて抽出したのですから、いわば決め打ちです。サルバルサンの場合は、そうではなくて、効果があるかどうかわからない化合物を片《かた》っ端《ぱし》から調べてやるという方法、いわば乱れ打ちです。もちろん、やみくもにということではなくて、ある程度、こういったやつがいけるんじゃないかという前提で合成された化合物を調べていったのですが。

スクリーニングという方法は、現在では一般的で、何万という化学物質を短時間に調べることさえできます。しかし、当時としては画期的な方法論でした。そして、同じようなやり方で次々と化学療法剤が開発されていきました。と書きたいところなのですが、現実はそう甘《あま》くはありませんでした。次の化学療法剤が開発されるまでには、なんと20年以上の歳月《さいげつ》が必要でした。それが、次に述べるドーマクによるプロントジルの発見です。

６０６号が見つかる前年、エールリッヒはコッホのもとでベーリングと共に始めた抗体についての研究でノーベル賞を受賞しています。同時受賞したのは、ロシアのイリア・メチニコフで、マクロファージの発見が受賞理由でした。詳しい話は省きますが、エールリッヒが抗体産生で唱えた「側鎖《そくさ》説《せつ》」は、長い間顧《かえり》みられませんでしたが、最終的にわかった抗体産生のメカニズムとかなり近いものでした。やっぱり天才の洞察力《どうさつりょく》は違います。

ドーマクとサルファ剤

第一次世界大戦で衛生兵だったドイツの医学生ゲルハルト・ドーマクは、傷口から侵入《しんにゅう》した細菌の感染により命を落とす兵士を戦場でたくさん見てきました。その原因の多くが化膿性連《かのうせいれん》鎖球菌《さきゅうきん》という細菌によるものでした。大戦後、医師となったドーマクは、エールリッヒが考えだした薬剤スクリーニング法を続けていた唯一の会社、ドイツのＩＧファルベン社で、化膿性連鎖球菌に対する「魔法の弾丸」を探し始めます。

ドーマクを中心とする細菌学チームと、いろいろな化学物質を合成するチームの膨大な研究により、１９３２年、真っ赤な薬剤プロントジルにものすごい効果のあることが明らかになりました。プロントジルの化学構造を見ると、サルバルサンに似ているのがわかります（図26）。高校で習いますが、亀《かめ》の甲《こう》みたいな構造はベンゼンという化学物質です。サルバルサンは、ヒ素（As）、アミノ基（$-NH_2$）と水酸基《すいさんき》（-OH）がベンゼンにくっついたものが、ヒ素同士の二重結合で結ばれたものです。

エールリッヒたちはヒ素による毒性がサルバルサンの作用に大事と考えていました。しかし、ＩＧファルベン社の研究者たちは、そうではなくて、プロントジルのように窒素《ちっそ》による二重結合でも有効であることを見つけました。より正しくは、見つけたと思っていました。というのは、この考えは完全に間違えていたのです。おそらく、二重結合を持つサルバルサンの先入観が強すぎたのでしょう。また、いかにも効果がありそうな真っ赤な色が窒素原子同士の結合によるということも理由だったようです。

正しい解釈は、こともあろうに、第一次世界大戦の敵国であったフランスからもたらされました。プロントジルそのものではなくて、プロントジルが体内で代謝されてできるスルファニルアミドに抗菌作用があったのです。その化学構造は単純なもので、ずいぶんと前に合成されていたので、すでに特許が切れていました。

以後、プロントジルやスルファニルアミドを元にして、化学構造の似た抗菌薬がたくさん開

図 26 | プロントジルの構造

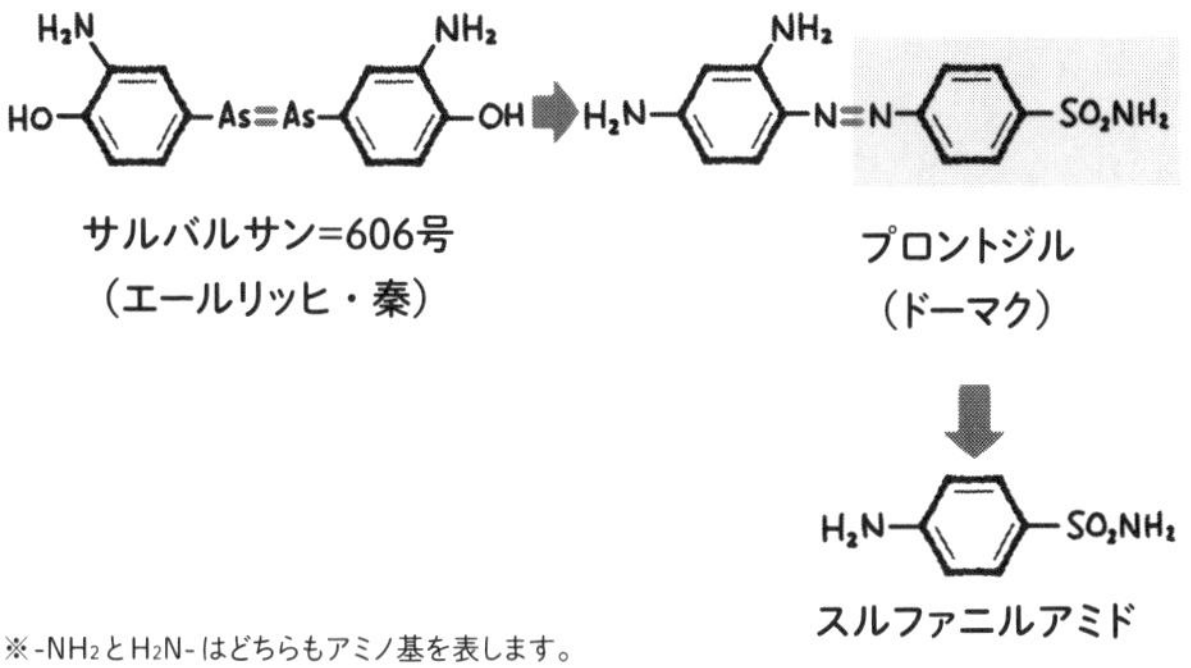

※-NH2とH2N-はどちらもアミノ基を表します。

ちょっと難しいけれど、サルバルサンとプロントジル、スルファニルアミドの構造式です。

発されます。それらの化合物は硫《い》黄《おう》（サルファ、元素記号Sはその頭文字です）原子を含んでいるので、まとめてサルファ剤と呼ばれるようになりました。

最初に投与された患者はドーマクの娘でした。以後、無数といっていいほどたくさんの患者の命を救います。そのうち最も有名なのは、第二次世界大戦中に英国民を率いた首相ウィンストン・チャーチルです。１９４３年、肺炎にかかったチャーチルは敵国ドイツで開発されたサルファ剤で一命を取り留めます。極めて個性的で独断的な政治家でしたから、もしチャーチルが亡くなっていたら、その後の世界が大きく変わっていたかもしれません。英国で発見されたペニシリンによって治療されたと書かれているものもありますが、間違いです。英国にも見栄があって、敵国が開発した薬によると発表するのがイヤで、そんな噂《うわさ》を意図的にまいたのかもしれません。

間違いなく、世紀の大発見です。細菌感染でバタバタと人が死ぬ時代に、その特効薬を見つけたのですから。もちろんドーマクは「プロントジルの抗菌効果の発見」でノーベル賞に輝きます。１９３９年に受章が決定しますが、ナチスによって受賞は拒否され、実際に受け取ったのは第二次世界大戦後、１９４７年のことでした。

そんなによく効くお薬なのに聞いたことがないなぁと思う人がほとんどでしょう。そうなのです。いろいろなグラム陽性球菌に非常によく効く薬だったのですが、薬剤耐性《やくざいたいせい》――あとで説明しますが、もともとは効いていた薬が効かなくなることをいいます――ができやすく、効果のある細菌が減っていったのです。なので、次第に抗生物質に取って代わられ、いまでは、ごく限られた感染症にしか使われません。

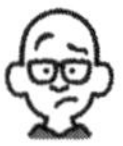

抗生物質の発見――放っておいた培養皿になにが？

細菌をやっつける薬剤の総称が抗菌薬です。よく似た意味の抗生物質という言葉があります。なにが違うのでしょう？　辞書によると、抗生物質とは、「かびや放線菌・細菌によって作られ、他の微生物を抑制し、または制癌作用を持つ物質。」（広辞苑）とあります。なので細菌に対する薬剤という意味では、抗生物質は抗菌薬の一部——といっても大部分です——にあたります。ここでは、その抗生物質発見の物語を紹介します。

抗菌薬と抗生物質の違い

抗生物質とはカビや放線菌・細菌によって作られた物質です。広辞苑には、放線菌・細菌と分けて書いてありますが、放線菌も細菌の一種です。わざわざ分けてあるのは、これまでに発見された抗生物質の3分の2以上が放線菌から見つかったものだからでしょう。

サルファ剤やサルバルサンは完全に化学合成によって作られた物質です。だから、抗菌作用を持つ抗菌薬ではあるけれども、抗生物質の定義にはあてはまりません。また、抗菌性の抗生物質に比べると数は多くありませんが、抗がん性を持つ抗生物質もあります。放線菌から発見されたドキソルビシンやブレオマイシン、マイトマイシンCなどが有名です。

「抗生物質」の名付け親は、ストレプトマイシンという結核の薬を見つけたセルマン・ワクスマンです。もともとは、微生物が産生する抗菌物質という意味でしたが、今では微生物が産生する抗がん剤も含み、少し拡大した意味で使われるようになっています。そのワクスマンとストレプトマイシンについて、ちょっと無駄話を。

ワクスマンの弟子のアルバート・シャッツは、ストレプトマイシンを実際に発見したのは自分だと主張し、裁判にまで持ち込みました。最終的には、ワクスマンがシャッツに賠償金《ばいしょうきん》を払い、共同研究者として認めるということで決着しました。しかし、ノーベル賞を受賞したのはワクスマンだけでした。ノーベル財団は、シャッツは実験助手のようなものであったと判断したのです。

科学というのは純粋なものだと思うかもしれませんが、所詮《しょせん》は人間の営みです。ときどき、こういうドロドロした争いがおこるのも仕方ないのです。

日本には昔から、味噌《みそ》や醤油《しょうゆ》、納豆といった、微生物を利用して作る発酵《はっこう》食品がたくさんあります。その伝統のおかげでしょうか、日本で見つかった抗生物質もたくさんあります。抗がん剤であるマイトマイシンCもそのひとつです。中でもいちばん有名なのは、ノーベル賞に輝いた大村智《おおむらさとし》先生が見つけられたイベルメクチンでしょう。

イベルメクチンは、大村先生が静岡県伊東市川奈のゴルフ場（！）で採ってこられた放線菌の作る物質が元になった薬です。年に2回飲むだけで、オンコセルカという寄生虫をやっつけてくれる、とんでもない優れものです。アフリカでは、毎年、１８００万人がオンコセルカ症になり、27万人が失明し50万人が視覚障害者になっていたというのですから、イベルメクチンで予防できるようになったのは本当に素晴らしいことです。また、製造元のメルク社はオンコセルカ症の撲滅《ぼくめつ》をめざして、無償《むしょう》で毎年２億５千万人以上に投与《とうよ》しているというのも素晴らしいです。

フレミングとペニシリン

抗生物質の命名者はワクスマンですが、最初の発見者はイギリスの医師アレクサンダー・フレミングです。第一次世界大戦に従軍したフレミングは、たくさんの兵士が敗血症で亡くなるのを経験しました。敗血症とは、ケガなどでからだに入った細菌が全身にまわり、さまざまな症状を引きおこす状態です。原体験としてはドーマクと似てますね。

終戦後、細菌の研究を始めたフレミングは、ある日、くしゃみをして細菌培養をするペトリ皿の上に鼻汁をまいてしまいます。なんと、驚いたことに、その周りにだけ細菌が生えてこなかったのです。さらに、鼻汁だけでなく、唾液《だえき》や母乳にもそのような細菌を溶《と》かす酵素《こうそ》があることを見つけだします。これが、生体防御のところで書いたリゾチームです。残念ながら、リゾチームを薬として使うことはできませんでしたが、７年後の１９２８年に同じような経験からさらなる大発見をします。

休暇の間ほったらかしにしてあった、細菌の生えた培養皿にカビが生えているのを見つけます。なんだか、マーシャルによるピロリ菌の発見と似てますが、実験としては失敗です。しかし、カビが生えている周りだけ、細菌が存在しないことに気付きます。「おかしいぞ」とつぶやくフレミングに、実験助手が「リゾチームを見つけた時と同じじゃないですか」と答えたといいます。

フレミングはそのカビの培養液に細菌を殺す物質が存在することを発見します。そのカビの学名がペニシリウムであったことから、ペニシリンと命名して発表します。抗生物質第1号の発見です。発見はプロントジルよりも早かったのですが、当時はあまり大きな興味は抱かれませんでした。というのは、物質の本態がわからず大量生産ができなかったからです。

発見から12年後にフローリーとチェーンは、ペニシリンがどのような物質であるかを同定し、大量生産できるようになり、そして、一気に世界的に使われるようになっていきます。医学史上最大の発見ともいわれるこの研究は、いうまでもなくノーベル賞に輝きますが、フレミング単独ではなく、フローリーとチェーンとの同時受賞でした。

セレンディピティーという言葉があります。セレンディップ（今のスリランカ）の3人の王子がペルシャ（今のイラン）を旅した時に、偶然から思いがけない幸運を手にしたという昔の物語から作られた言葉です。なので、「思わぬものを偶然に発見する能力。幸運を招きよせる力」（広辞苑）を意味します。

フレミングは、2回もセレンディピティーに恵まれました。でも、それまでに、何人もの人が細菌の培養皿に鼻水をたらしたりカビを生やしたりしたことがあったはずです。けれど、誰もその重要性に気づかなかったのです。これもやっぱりパスツールの「幸運は準備された心にのみ訪れる」というやつでしょう。

もう一つ、発見を巡る名言で大好きなものがあります。「発見とは誰もが見てきたものを見て、誰もが考えなかったことを考えることである。」ビタミンCの発見でノーベル賞をとったハンガリー人科学者セント＝ジェルジ・アルベルトのものです。フレミングもそのような発見の能力を持つ天才だったのです。

最後になってしまいましたが、ペニシリンがどうして効くのかを説明しておきます。細菌には細胞膜の外側に細胞壁があるという話をしましたね。ペニシリンは、細胞壁を作るのを抑える作用を持っています。細胞壁がないと細菌は死んでしまいます。また、我々、真核生物の細胞には細胞壁がありませんから、副作用が出にくいのです。

結核と薬剤耐性——かつての国民病と未来の大問題

結核という病気を聞いたことがあるでしょうか。今ではずいぶんと減りましたが、抗生物質ができるまでの時代、我が国では、国民病とか亡国病といわれた病気です。結核は結核菌による感染症で、咳などから空気感染あるいは飛沫感染し、肺から全身の臓器に広がっていく恐ろしい病気です。

恐ろしいとはいえ、薬ができて減ってしまった病気なんか興味ないと思うかもしれません。しかし、そうではないのです。だんだんと薬の効かない結核菌が出現してきているのです。結核の話から、薬が効かない状態、薬剤耐性についての話、将来的に大きな問題になるかもしれない話をして、この本の終わりにします。

かつては亡くなる人も多かった結核

結核。かつては国民の２％ほどが感染し、毎年10万人以上がなくなっていた時代が長く続き、１９５０年代までは日本人の死因の上位にある病気でした。結核で亡くなった有名人もたくさんいて、教科書に出てくる人としては、森鷗外、正岡子規、石川啄木らの名前をあげることができます。

肺などの呼吸器から出血した血を吐《は》くのを喀血《かっけつ》といいます。正岡子規の「子規」というのは鳥のホトトギスのことです。正岡子規は21歳のときに初めて結核で喀血し、子規というペンネームをその頃から使い始めます。ホトトギスは口の中が真っ赤で、鳴いて血を吐く、といわれることから、そのような名をつけたのです。有名な『墨汁一滴《ぼくじゅういってき》』『仰臥漫録《ぎょうがまんろく》』『病牀六尺《びょうしょうろくしゃく》』という随筆集には、全身が結核に冒されていく壮絶《そうぜつ》な闘病《とうびょう》のさまが描かれています。そして、

「糸瓜《へちま》咲いて痰のつまりし仏かな」をはじめとする三つの辞世の句を残して34歳の若さでなくなりました。

２０１８年に日本で結核にかかった人は、人口10万人中12・３人ですから、全国で１万５０００人程度になります。今でも毎年２０００人ほどが結核で亡くなっており、世界中では１６０万人もの人が命を落としています。昔に比べるとずいぶん少なくなっているとはいうものの、病院内での感染や芸能人の結核感染がときどきニュースになったりするように、決して過去の病気ではありません。

結核菌は、細菌の中でも特に小さいマイコプラズマです。肺胞のマクロファージが結核菌を貪食するのですが、うまく殺せないことがあります。そうなると細胞内で生き残って「細胞内寄生」といわれる状態になり、マクロファージが活性化されて、何年も続く慢性の炎症を引きおこします。

どうしてこんなことがおこるかというと、結核菌がファゴリソソームの形成を阻害するからです。覚えてますか？　貪食するのがファゴソーム、いろいろな酵素のはいっているのがリソソーム、それがいっしょになったのがファゴリソソームでしたね（１３９ページの図９）。ファゴリソソームがうまく作られなくなって、結核菌がマクロファージの中で生き残ってしまうのです。しかも、最終的には、棲み着いたマクロファージを殺してしまいます。結核菌、なんとも陰湿《いんしつ》な感じがします。

症状としては、発熱、咳、痰などがあります。ただ、結核菌を吸い込んでも、必ず発病するわけではありません。というよりも、多くの場合は大丈夫です。気管などでひっかかって、結核菌が肺にたどり着けないこともあります。また、たどり着いてもうまい具合に免疫がやっつけてくれることが多いのです。そして、そういった場合には、結核菌に対する免疫能が獲得されていきます。

昔は、安静にして栄養のあるものを食べて体力をつけるくらいしかすることがありませんでした。しかし、ストレプトマイシンなどの抗結核薬が開発され、結核患者が激減していきます。

結核との闘い

結核には、ＢＣＧという名前のワクチンがあります。Bacille de Calmette et Guérin の略で、カルメットとゲランの桿菌という意味です。カルメットとゲランが、ヒトには感染しないウシ型の結核菌を培養して作り出した弱毒性の菌のことで、それを用いた生ワクチンがＢＣＧです。乳幼児の結核を抑制する効果は間違いないのですが、大人の肺結核を予防できるかどうかはよくわかっていません。なので、昔は小学校、中学校でもＢＣＧが接種されていましたが、現在では1歳未満の赤ちゃんにのみ接種されています。

だから、結核に対しては、ワクチンによる予防よりも薬剤による治療ということになります。ストレプトマイシンは細菌のタンパク質合成を抑制する薬剤です。なので、真核細胞にはあまり影響がないのですが、副作用として難聴を引き起こすことがあります。

抗結核剤ストレプトマイシンは待ちに待った夢の薬だったのですが、使われ始めてすぐに、次第に効かなくなること、すなわち、耐性の出ることがわかってきました。それも、４ヶ月間の治療で85%と非常に高率でした。そんな状態が続けば、ストレプトマイシンの効かない結核菌ばかりになってしまいます。そこで、ストレプトマイシン単独ではなく、複数の薬を同時に使うようになりました。

現在では、リファンピシン、イソニアジド、ピラジナミド、エタンブトール（またはストレプトマイシン）による4剤併用が標準療法として行われています。これらの薬剤は、単独だと効きが悪いとか耐性ができやすいなどの問題がありますが、併用することによって、耐性を起こすことなく十分な効果を得ることができるのです。

昔は、結核の研究者がたくさんいましたが、有効な治療法が開発され、その数は激減していきました。しかし、それをあざ笑うかのように新しい問題が出てきています。それが多剤《たざい》耐性の結核です。４剤併用の薬剤のうち、少なくともリファンピシンとイソニアジドの効かない結核のことをいいます。そういった結核には、セカンドチョイス、第２選択薬《せんたくやく》があるのですが、高価で副作用が強く、治療期間も長くなります。さらに、最近は第2選択薬も効かない超多剤耐性結核菌、中にはどんな薬剤も効かない結核菌まで出現してきています。もし、そんな結核菌が流行しだしたりしたら大変なことになってしまいます。

薬剤耐性の恐ろしさ

薬剤耐性は結核だけの問題ではありません。他の細菌感染でも大きな問題です。プロントジルやペニシリン以来、多くの種類の抗菌薬が開発され、人類は細菌感染症を制御《せいぎょ》できるようになると期待された時代がありました。しかし、それは浅はかな考えでした。

がんのところで書いたように、細胞は分裂するたびに、遺伝子に変異がはいります。真核生物だけでなく、細菌でも同じことです。細菌が死んでしまうような変異もあるのですが、中には、薬剤に対して耐性になるような変異もあります。細菌は、ものすごい速度で増殖します。たとえば大腸菌は、最適な条件だと、およそ20分に1回分裂することができますから、1時間で8倍になります。だから、計算上は、1日で8の24乗、おおよそ５００垓《がい》（垓は1兆の1億倍）という、どれくらいたくさんかわからないくらいの数に増えることができます。

なので、変異の数も膨大になります。ですから、細菌にとってはうまい具合に、そして我々人間にとっては困ったことに、抗生物質に対する耐性を獲得することがあります。それだけでなく、すでに耐性になっている細菌から、耐性になるために必要な遺伝子をもらいうけて薬剤耐性能を獲得することもあります。ちょっと悔《くや》しいですけれど、人間がいくら考えて抗菌薬を作っても、どうやら細菌の性質のほうが上手《うわて》なのです。

考えてみてください。抗菌薬が効かない耐性菌だらけの世の中というのは、むちゃくちゃ恐ろしいですよね。ドーマクやフレミング以前の時代にもどってしまうのですから、ちょっとした感染症で命を落としかねません。そんな極端な状況になるとは思えませんが、できるだけ、そうならないようにすることが必要です。では、どうしたら耐性菌が出るのを防げるのでしょう。それは大きく二つです。抗生物質を、意味がないのに使わないこと、そして、中途半端《ちゅうとはんぱ》な使い方をしないこと、です。

風邪をひいたときに抗生物質を飲む、というのは、まったく意味がありません。ウイルスのところで書いたように、風邪はウイルスによって引き起こされる病気です。抗生物質は細菌に対する薬ですから、ウイルスには効きません。それも、耐性菌を作る可能性があるのですから、無《む》駄《だ》なだけではなく、悪いことをしているのです。ただ、風邪で弱ったところで肺炎を発症することもあり、そういった場合には抗生物質が必要です。ここまで読んでくれた人にとっては、当たり前に理解できることだと思います。

耐性といっても、いろいろなレベルがあります。たとえば、抗生物質がまったく効かないとまではいかなくて、効きにくいというレベルの耐性菌があります。そんな細菌は、きちんと抗生物質を投与すると殺すことができます。しかし、中途半端に抗生物質を投与したりすると生き残ったままになってしまいます。なので、細菌感染がおきて、抗生物質を飲みなさいといわれたときは、症状がなくなっても、処方されたとおりの量と回数を、きちんと最後まで飲みきることが大事です。これは、自分のためだけではなくて、社会のためなのです。

もう一つ、たぶんなかなか対処されないもっと大きな問題があります。それは家畜《かちく》やニワトリの飼育です。ぎゅうぎゅう詰めの悪い飼育環境は、感染をおこしやすい状態です。なので、家畜やニワトリの飼育において、病気ではないのに、予防的に抗生物質が飼料に混ぜて与えられることがあります。短期的な経済的メリットはあるでしょうけれど、漫然《まんぜん》と長期にわたって抗生物質を投与することは、間違いなく耐性菌の出現につながります。

耐性菌の出現は国際的な問題です。いまのような状態でなにも対策が講じられなければ、２０５０年には、全世界で年間１０００万人もが薬剤耐性菌によって死亡するのではないかとすら推定されています。なので、それを防ぐために、日本でも厚生労働省が「抗微生物薬適正使用の手引き」を作っています。

本当にそんなに多くの人が亡くなるのかという気がしないでもありません。しかし、転ばぬ先の杖《つえ》、抗生剤の使用法をきちんと守っていくことが必要です。これは、医師だけではなくて、患者さんたち、君たちみんなも守らなければならないことなのです。イソップ童話の「オオカミ少年」ではありませんが、怖がることを怠《おこた》って本当にオオカミがやってきたりするのは、新型コロナウイルスだけでたくさんですから。

「第３章 細菌」の復習

最後です。あいまいな知識をたくさん、ではなくて、少なくてもいいから確実な知識、という姿勢で覚えていきましょう。

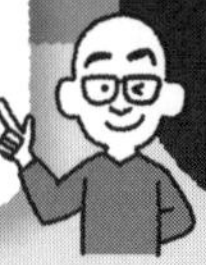

☑ 細菌の基礎

↓ P198

◆原核生物ってなに？
ヒント！ （真正）細菌、アーキア、ミトコンドリア、葉緑体

◆「ばい菌」ってどういう意味？
ヒント！ ウイルス、細菌、真菌、病原体

◆病気をおこす細菌にはどんなのがあるの？
ヒント！ 球菌、桿菌、グラム染色、マイコプラズマ、リケッチア、クラミジア

☑ 病原微生物

↓ P206

◆レーウェンフックって何をした人？
ヒント！ 顕微鏡、微小動物（アニマルクル）

◆パスツールって天才だったの？
ヒント！ 酒石酸、自然発生、低温殺菌、弱毒化ワクチン、名言

◆コッホの４原則ってなに？
ヒント！ 存在、単離、接種、再単離

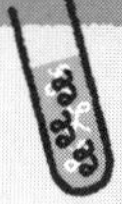

☑ 肺炎球菌とオズワルド・エイブリー↓P215

◆肺炎ってどんな病気？

ヒント！　細菌性肺炎、ウイルス性肺炎、非定型肺炎、間質性肺炎

◆遺伝物質ってどうやって見つかったの？

ヒント！　肺炎球菌、形質転換、ＤＮＡ

☑ 破傷風菌と北里柴三郎↓P222

◆破傷風菌ってどんな細菌なの？

ヒント！　嫌気性菌、毒素、抗毒素

◆北里柴三郎ってそんなに偉かったの？

ヒント！　ノーベル賞、エミール・フォン・ベーリング

☑ 進行麻痺と野口英世↓P226

◆野口英世ってどんな人だったの？

ヒント！　立身出世、ロックフェラー研究所

◆野口英世の業績ってどんなのがあるの？

ヒント！　梅毒、進行麻痺、黄熱病

「第3章　細菌」の復習

細菌性下痢

↓P231

- 下痢の原因にはどんなのがあるの？
  ヒント！　ウイルス性下痢、細菌性下痢、食中毒
- コレラってどんな病気なの？
  ヒント！　ロンドンでの流行、疫学、脱水、電解質
- 細菌性食中毒ってどんなのがあるの？
  ヒント！　腸炎ビブリオ、サルモネラ菌、黄色ブドウ球菌
- O157ってなに？
  ヒント！　病原性大腸菌、ベロ毒素
- 志賀潔ってどんな人なの？
  ヒント！　赤痢菌

ピロリ菌と胃潰瘍

↓P241

- ピロリ菌ってどうやって発見されたの？
  ヒント！　バリー・マーシャル、ロビン・ウォレン
- ピロリ菌って胃がんと関係があるの？
  ヒント！　病原性、胃潰瘍、除菌

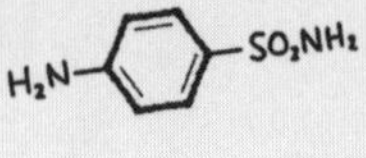

抗菌薬↓
P243

◆パウル・エールリッヒってどんな人？

ヒント！ 魔法の弾丸、秦佐八郎、サルバルサン

◆サルファ剤ってどんなお薬なの？

ヒント！ ゲルハルト・ドーマク、プロントジル、チャーチル

抗生物質↓
P250

◆抗生物質と抗菌薬ってどうちがうの？

ヒント！ 放線菌、ストレプトマイシン、イベルメクチン

◆ペニシリンってどうやって発見されたの？

ヒント！ フレミング、リゾチーム、セレンディピティー

結核と薬剤耐性↓
P255

◆結核ってどんな病気？

ヒント！ 結核菌、マイコプラズマ、喀血、マクロファージ

◆結核にワクチンや薬はあるの？

ヒント！ ＢＣＧ、ストレプトマイシン、多剤併用療法

◆薬剤耐性ってなに？

ヒント！ 薬剤耐性菌、きちんとした服用、家畜飼料

ご苦労さまでした。読み始める前に比べたら、すごく賢くなっているはずです。実感してくれてたらうれしいなあ。

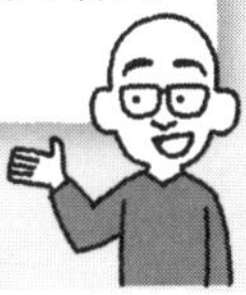

おまけ
Great Researchers

本書に登場した、偉大で、ちょっと面白い研究者たち

ウイルス、細菌、免疫の研究にかかわった研究者たちで、本書に登場した人物27名の経歴をここで簡単に紹介します。順番は、生まれた順になっています。（参照ページ数は、主に登場している箇所です）

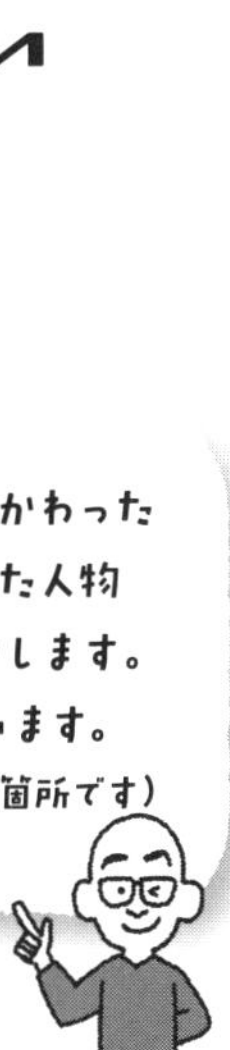

1

アントニー・ファン・レーウェンフック

自作の顕微鏡で
「微生物」を
初めて見つけた！

Antoni van Leeuwenhoek［1632～1723］

1632年　ネーデルラント連邦共和国・デルフト（現在のオランダ）に生まれる。
1648年　織物商のもとで働く。
1669年　測量士となる。
1674年　自ら作った顕微鏡で微生物を発見する。
1677年　精子を発見する。
1723年　死去。

→ 206 ページ

2

ジョン・ハンター

天才外科医にして、
悪魔のようなコレクター。
奇才中の奇才！

John Hunter［1728～1793］

1728年　英国スコットランド・グラスゴーに生まれる。10代の頃から医師で解剖学者の兄のもとで働く。
1761年　七年戦争に外科医として従軍。
1763年　ロンドンに戻り、外科医として開業。
1788年　私設博物館にてコレクションを公開。
1790年　外科軍医総監に任命される。
1793年　狭心症にて死去。

→ 82 ページ

3

エドワード・ジェンナー

鬼才ジョン・ハンターに学び、
種痘を開発した
「免疫学の父」！

Edward Jenner［1749～1823］

1749年　英国バークレーに生まれる。
1770年　ジョン・ハンターの弟子になる。
1773年　バークレーで開業医を始める。牛痘に注目。
1796年　牛痘に感染した女性の痘疹を健康な少年に接種。
1798年　牛痘ワクチンの有効性に関する論文を発表。
1823年　脳卒中にて死去。

→ 82 ページ

4 フィリッポ・パチーニ

Filippo Pacini［1812〜1883］

コレラ患者から、
後にコレラの原因菌と
同定される菌を発見！

1812年　イタリア・ピストイアに生まれる。
1831年　圧力や振動を感知できる感覚器官を発見。
1854年　コレラ患者の腸内にある菌を発見。しかしこれが原因菌であるとは認められるまでには時間がかかった。
1883年　死去。
1884年　コッホが菌を同定したことをコレラ委員会に報告した際、パチーニの発見も正式に業績として認められた。

→234ページ

5 ジョン・スノウ

John Snow［1813〜1858］

「感染地図」でロンドンでの
コレラの大流行を終わらせた。
疫学の創始者！

1813年　英国・ヨークに生まれる。
1836年　ハンター医学校に入学。
1837年　ウエストミンスター病院で働き始める。
1844年　ロンドン大学を卒業後、外科医として働きながら、麻酔薬に関する研究・手術に力を入れる。
1855年　コレラの原因が井戸水にあることを突き止める。
1858年　脳卒中にて死去。

→234ページ

6 マックス・フォン・ペッテンコーファー

Max von Pettenkofer［1818〜1901］

自説が正しいことを
示すために、コレラ菌を
自ら飲んだ大先生！

1818年　バイエルン王国・リヒテンハイム（現在のドイツ）に生まれる。
1843年　ミュンヘン大学で医学・薬学を学ぶ。
1845年　王立造幣局に勤める。
1847年　ミュンヘン大学にて研究を行う。セメントから木炭ガス、コレラ菌までさまざまな分野の研究で成果をあげる。
1885年　森鷗外が、ペッテンコーファーに師事する。
1892年　自説を証明するため、コレラ菌を自ら飲むが発症せず。
1901年　拳銃《けんじゅう》自殺にて死去。

→235ページ

7

ルイ・パスツール

Louis Pasteur ［1822～1895］

化学に医学、基礎から応用。
さまざまな成果を残した
大天才！

1822年　フランス・ジュラ県に生まれる。
1847年　パリ高等師範学校にて学び、化学で学位を取得。
1865年　低温殺菌法の開発。
1881年　炭疽菌のワクチンの作成に成功。
1885年　狂犬病ワクチンの作成に成功。
1887年　パリにパスツール研究所を設立。
1895年　死去。

→ 208 ページ

8

ロベルト・コッホ

Robert Koch ［1843～1910］

数多くの病原細菌を発見し、
細菌感染成立のため
4原則を確立。

1843年　ドイツ・クラウスタール生まれ。
1866年　医学の学位を取得。
1875年　炭疽菌の純粋培養に成功。翌年、論文を発表。
1882年　結核菌を発見。
1883年　コレラ菌を発見。
1891年　ベルリンに感染症研究所を設立。
1905年　ノーベル生理学・医学賞受賞。
1910年　死去。

→ 212、222、234 ページ

9

北里柴三郎

きたざと・しばさぶろう ［1853～1931］

空前絶後、
日本が生んだ
最高の医学者！

1853年　肥後国（現在の熊本県）に生まれる。
1883年　東京帝国大学医学部卒業ののち、内務省衛生局に勤務。
1886年　ベルリンのコッホ研究室へ。
1889年　破傷風菌の純粋培養に成功。
1892年　帰国して、伝染病研究所の所長になる。
1917年　慶應義塾大学医学科（のちの医学部）創設、初代科長に就任する。
1931年　脳溢血にて死去。

→ 222 ページ

10

ハンス・グラム

Hans Gram［1853～1938］

役に立つとは思わなかった
染色法（グラム染色）が
今でも使われている！

1858年　デンマークに生まれる。
1873年　コペンハーゲン大学にて動物学を学んだのち、内科医として働きながら、血液学の研究を行う。
1878年　この頃から悪性貧血における大赤血球の研究を行う。
1883年　グラム染色の発見。翌年に論文で発表。
その後は、コペンハーゲン大学の教授などを務めつつ、患者の治療に専念。
1938年　死去。

→ 205 ページ

11

パウル・エールリッヒ

Paul Ehrlich［1854～1915］

さまざまな研究で
未来を予見するかのような
業績をあげ続けた天才！

1854年　プロイセン王国・シュトレーレン（現在のポーランド）に生まれる。
1878年　ライプツィヒ大学やベルリン大学で学ぶ。
1890年　コッホの研究室に招かれる。
1892年　母乳免疫の発見。
1899年　フランクフルトの実験治療研究所所長（～ 1915年）
1908年　ノーベル生理学・医学賞受賞。同時受賞は、イリヤ・メチニコフ。
1915年　死去。

→ 244 ページ

12

エミール・フォン・ベーリング

Emil von Behring［1854～1917］

ジフテリア抗毒素の研究で
第1回ノーベル生理学・医学賞を
受賞！

1854年　プロシア・ハンスドルフ（現在のポーランド）に生まれる。
1890年　北里柴三郎とともに、破傷風とジフテリアの免疫に関する論文を発表。
1901年　1890年の論文に関する功績で、ノーベル生理学・医学賞受賞。
1917年　死去。

→ 224 ページ

13

志賀潔

しが・きよし［1871～1957］

赤痢菌の学名「*Shigella*」に
その名を残す
北里の偉大な弟子！

1871年　陸前国（現在の宮城県）に生まれる。
1896年　東京大学医学部を卒業後、伝染病研究所にて北里柴三郎のもとで研究を行う。
1897年　赤痢菌を発見する。
1901年　ドイツ・フランクフルトに留学し、パウル・エールリッヒのもとで研究を行う。
1915年　北里らと伝染病研究所を退所し、この年創設された、北里研究所に入所。
1920年　慶應義塾大学医学部教授を経て、朝鮮総督府医院長に。
1929年　京城帝国大学総長になる。1931年に帰国。
1957年　老衰のため死去。

→ 239 ページ

14

秦佐八郎

はた・さはちろう［1873～1938］

エールリッヒの下で
薬剤スクリーニングを行い、
梅毒治療薬サルバルサンを発見！

1873年　島根県に生まれる。
1895年　現在の岡山大学医学部を卒業後、一年間志願兵として入隊する。
1898年　伝染病研究所に入所し、北里柴三郎に学び、ペストの研究に従事する。
1907年　ドイツに留学。コッホ研究所などで研究を行う。
1909年　エールリッヒとともに梅毒に効果のある化学物質サルバルサンを発見。
1914年　北里研究所の設立に関わる。のちに慶應義塾大学医学部教授に就任。
1938年　脳梗塞のため死去。

→ 245 ページ

15

野口英世

のぐち・ひでよ［1876～1928］

波乱万丈、立身出世の人。
性格に難があったけれど、
すばらしく魅力的！

1876年　福島県に生まれる。１歳の時に、囲炉裏で左手に大やけどを負う。
1896年　高等小学校を卒業後、医師を目指す。
1898年　北里柴三郎が所長を務める、伝染病研究所に勤務。
1900年　渡米、サイモン・フレクスナーのもとで研究を始める。
1903年　デンマークの血清研究所に留学。
1911年　「病原性梅毒スピロヘータの純粋培養に成功」と発表（のちに否定される）。
1918年　黄熱病の病原体発見のため、エクアドルへ。そのあと、南洋各地、そしてアフリカへと向かう。
1928年　黄熱病に感染し、ガーナ・アクラで死去。

→ 226 ページ

16

オズワルド・エイブリー

Oswald Avery［1877～1955］

遺伝物質がDNAであるという
生命科学における
大発見を行った！

1877年　カナダ・ハリファクスに生まれる。
1904年　コロンビア大学医学部卒業。
1907年　ホーグランド研究所で研究を開始。
1913年　ロックフェラー研究所の研究員に。
1917年　合衆国陸軍に勤務（～19年）。
1943年　ロックフェラー研究所を定年退職。名誉研究員に。
1944年　遺伝物質がDNAであるとの論文を発表。
1955年　肝臓がんにて死去。

→ 217 ページ

17

フレデリック・グリフィス

Frederick Griffith［1877～1941］

驚愕の成果、
肺炎球菌の
「形質転換」を発見！

1877年　英国ランカシャー州（現在のマージーサイド州）プレスコットに生まれる。リバプール大学に通ったのち、リバプール王立診察所などに勤務。
1914年　第一次世界大戦が始まり、英国保健省直属の研究所員として潤沢な資金のもと研究に注力。
1928年　細菌の性質に関する研究に多大な影響を与えた「グリフィスの実験」を行う。
1941年　死去。

→ 219 ページ

18

アレクサンダー・フレミング

Alexander Fleming［1881～1955］

二度の「セレンディピティー」を
ものにした、
ペニシリンの発見者！

1881年　英国スコットランド・エアシャー地方に生まれる。
1906年　商船会社に勤めた後、ロンドン大学セントメアリーズ病院医学校にて学び、卒業。その後セントメアリーズ病院に勤める。
1914年　第一次世界大戦中は、戦地に赴き、細菌研究施設で研究を行う。
1921年　リゾチームを発見。
1928年　ペニシリンを発見。
1945年　フローリー、チェーンとともに、ノーベル生理学・医学賞受賞。
1955年　心臓発作にて死去。

→ 253 ページ

19

山内保

やまのうち・たもつ［生没年不詳］

スペイン風邪が
ウイルスであることを発見した
知られざる業績！

1906年　東京医科大学（現在の東京大学医学部）卒業。英国、ドイツなどに留学。パスツール研究所などで研究を行う。

1919年　インフルエンザがウイルスによるものであることを複数の著者とともに『ランセット』に発表。

→77 ページ

20

セルマン・ワクスマン

Selman Waksman［1888〜1973］

結核の特効薬
ストレプトマイシンの発見。
「抗生物質」の名付け親！

1888年　ウクライナのノヴァー・プルィルーカに生まれる。

1910年　米国に移住。

1918年　ラトガース大学を経て、カリフォルニア大学バークレー校で生化学の学位を取得。その後、ラトガース大学に戻り、研究を行う。

1943年　アルバート・シャッツとともに、抗生物質のストレプトマイシンを発見。

1952年　ノーベル生理学・医学賞受賞。

1973年　死去。

→251 ページ

21

ポール・ド・クライフ

Paul de Kruif［1890〜1971］

研究はいまいちだったが、
名著『微生物の狩人』を
執筆して名を残す！

1890年　米国ミシガン州ゼーランドに生まれる。

1916年　ミシガン大学にて博士号を取得したのち、メキシコへの遠征軍に入隊。第一次世界大戦では、衛生兵団として、フランスに従軍。戦後は、ミシガン大学に戻る。

1920年　ロックフェラー研究所に勤める。

1926年　『微生物の狩人』がベストセラーに。

1971年　死去。

→214 ページ

22

ゲルハルト・ドーマク

Gerhard Domagk ［1895～1964］

薬剤の系統的スクリーニングで
細菌感染の
特効薬プロントジルを発見！

1895年　ドイツ帝国・ワグフ（現在のポーランド）に生まれる。
1913年　キール大学に入学するものの、第一次世界大戦に従軍するため一度離れる。終戦後、卒業し、ミュンスター大学などで研究を行う。
1927年　IGファルベン社の実験病理学細菌学研究所の研究主任も兼務。ここで細菌の研究を始める。
1928年　ミュンスター大学一般病理学・病理解剖学教授。
1932年　プロントジルの効果を発見。
1939年　ノーベル生理学・医学賞を受賞（実際に受け取ったのは1947年）。
1951年　結核に効果のあるイソニアジドを発見。
1964年　死去。

→ 247 ページ

23

大村智

おおむら・さとし ［1935～］

ゴルフ場で採取した菌に
由来する抗生物質で
ノーベル賞受賞！

1935年　山梨県に生まれる。
1958年　山梨大学卒業後、高校教諭になる。
1963年　東京理科大学で修士課程修了。
1965年　北里研究所に入る。
1968年　東京大学薬学博士。
1975年　北里大学薬学部教授。
2015年　ノーベル生理学・医学賞受賞。

→ 252 ページ

24

ロビン・ウォレン

Robin Warren ［1937～］

マーシャルとともに
ピロリ菌を発見し、
ノーベル賞を受賞！

1937年　オーストラリア・アデレードに生まれる。
1961年　アデレード大学にて医学博士、理学博士、医師免許を取得。
1979年　勤務していた西オーストラリア大学にて、同僚のバリー・マーシャルとともに、ピロリ菌を発見。
2005年　マーシャルとともに、ノーベル生理学・医学賞受賞。

→ 242 ページ

25
本庶佑
ほんじょ・たすく［1942～］

わたしの師匠なので、
ひとことで紹介するのは
難しすぎます。スミマセン。

1942年　京都市に生まれる。
1966年　京都大学医学部卒業。
1999年　PD-1遺伝子のクローニング。ニボルマブの開発につながる。
2000年　免疫グロブリンクラススイッチの中心的な分子のクローニング。
2014年　開発に貢献したがん治療薬ニボルマブ（商品名オプジーボ）が発売される。
2018年　ノーベル生理学・医学賞受賞。

→ 155、188 ページ

26
バリー・マーシャル
Barry Marshall［1951～］

ピロリ菌を発見、
自分で飲んで
胃炎になった医師！

1951年　オーストラリア・カルグーリー生まれ。
1975年　西オーストラリア大学で医師資格を得る。
1984年　自らヘリコバクター・ピロリを飲み込み、ピロリ菌が胃潰瘍をもたらすことを示す。
2005年　ウォレンとともにノーベル生理学・医学賞受賞。

→ 242 ページ

27
デイヴィッド・ストラカン
David Strachan［生年不詳］

疫学調査から
アレルギー発症の
「衛生仮説」を提唱！

1980年代　ケンブリッジ大学やエディンバラ大学で研究を行う。
1989年　衛生仮説を提唱。
1990年　ロンドン大学セント・ジョージ校にて研究を始める（2020年現在も在職中）。
1999年　親の喫煙が子に与える影響に関する小児呼吸器の研究で、European Respiratory Society prizeを得る。

→ 179 ページ

あとがき

ここまで読んでくれた人、ありがとうございました。ああ楽しかった、そして、賢《かしこ》くなった、と思ってくれていたらいいのですが、どうだったでしょう？

塀《へい》の向こうになにがあるんだろう？　そのうち背が高くなったら見えるようになるけれど、背伸《せの》びしてでも今すぐに見てみたい。って、思うことってないですか？　この本、そんな感じの知的好奇《こうき》心《しん》を満たしてもらえたらとイメージしながら書きました。

そのために、無理に背伸びをしなくても塀の向こうを覗《のぞ》けるような踏《ふ》み台をたくさん置いたつもりです。高校で生物学を学んだ人にとっては、踏み台の上から楽々と塀の向こう側を覗けるはずです。ただ、中学生には、まだよく見えない、ちょっと難しいなあというところがあるかもしれません。

そんなところは、無理をせず、ぼんやりと、こんなことがあるのかと頭のどこかに入れておいてください。今はすこしくらい難しくても、高校に入って生物学を勉強したら簡単に理解できるようになります。そうなったとき、ああこういうことだったのか、自分も成長したなって喜べるはずです。そんな未来を想像しながら読むのも楽しいことです。

初めて見る言葉、知らない言葉がいっぱい出てきたはずです。ややこしいなあと思うかもしれませんが、それを「難しい」と間《ま》違《ちが》わないでください。単に知らなかっただけで、なにも難しくはありません。

知らなかった言葉でも、いったん頭に入れておくと、なんとなくわかっていきます。この本に出てきたいろんな用語を、これから新聞で読んだりニュースで見たりすることがあるでしょう。そのときに、あ、あの本で見たことがあるやつだ、と思えたらしめたものです。そうするうちに、記《き》憶《おく》が確かになり、どんどん理解が進んでいきます。こういったことを、ぜひ、これからのお楽しみにしてください。

中学生や高校生だけでなく、大人でも勉強になることがたくさん書いてあります。自分で書きながら、ずいぶんと勉強になるなあと感心していたくらいですから間違いありません。

病理学を教えていますが、病気のことをすべて詳《くわ》しく知っているかというと、全然そんなことはありません。え〜、大学の先生なのに、と思うかもしれませんが、大学の先生はそんなもんです。いつも言うのですが、なんでも知ってるのは中学校の先生まで。高校の先生になるとちょっと怪《あや》しくて、大学の先生になると専門以外のことはほとんど知りません。

なので、細かいことはいろいろと調べながら書きました。そして、あちこちで、ほぉ、こんなことがあったのか、こんなことまでわかっているのか、と感心していました。なので、誰《だれ》が読んでも絶対にためになることうけあいです。

この本の構成は、あまりオーソドックスではありません。本文に書いたところもありますが、どうしてこういう構成にしたかをもう一度簡単に説明しておきます。

じつは、本を書くよりも、書く前に構想を練るほうが楽しかったりします。でも、中学生でもわかる本というのは、どれくらいのレベルで書けばいいのか、ずいぶんと悩みました。そのときに思い出したのが、「めばえ適塾《てきじゅく》」のことです。本文に書いたとおり、小学校高学年の子から中学生たちが思っていた以上に病気の名前を知っていることに驚《おどろ》きました。

大人の話やニュースから耳にしたことがあったのでしょう。でも、病名は知っているけれど、どんな病気かまではわかっていないようでした。なので、病気ってなんなのか、どんな病気があるか、そして、どんな原因で病気になるのかを、最初に簡単に書こうと決めました。まず、とりあえず病気全般《ぜんぱん》のことを知ってもらって、その一つとしての感染症へという流れです。そうすると、病気全体における感染症の位置づけがわかってもらえるだろうという目論見《もくろみ》です。

感染症といえば、ウイルス、細菌《さいきん》と寄生虫なのに、寄生虫を入れなかったのには理由があります。ウイルス、細菌、もちろん個々には違《ちが》うのですが、共通した性質がかなりあります。ウイルスはウイルス、細菌は細菌、顕微鏡《けんびきょう》でないと見えない単細胞のものから10メートルにもなるものまであることからだけでもわかるように、じつに多種多様です。なので、どうしても個別の話になってしまい、わかりにくいだろうと考えたからです。

そのかわり、という訳ではありませんが、免疫《めんえき》の章を入れました。感染症というのは、ウイルスや細菌がからだの中に入って症状を引き起こす状態です。我々のからだだって、黙ってはいません。そういった病原体をなんとか防御《ぼうぎょ》してやろうという働きを持っています。だから、免疫は、感染症と表裏一体のものなのです。

ウイルス、細菌、免疫の三つをどの順番にするかが思案のしどころでした。流れとしては、免疫を最初に説明して、ウイルスあるいは細菌、という順番にしたほうがいいのはわかっています。しかし、免疫は少し理屈《りくつ》っぽすぎるところがあるので、理解するのがちょっと難しい。そんな話がいきなり出てくると、本を読み続ける気がしなくなってしまうのではないかという恐れがあります。一方、新型コロナウイルス感染症は、間違いなく人類史に残る感染爆発《ばくはつ》です。その記憶も生々しい時期に出版するのだから、まずはウイルスからがいいだろうということで、そうしてみました。みなさん、当面はウイルスにいちばん興味があるでしょうから。

そんなこんなで、結局、一般的《いっぱんてき》な病気の話からウイルスの話でしっかりと本の雰囲気《ふんいき》を感じてもらって、その勢いでちょっと難しいめの免疫に突入《とつにゅう》してもらい、最後に細菌、という仕掛けになりました。どうだったでしょう？　こちらの思惑《おもわく》通りに読み進めてもらえたでしょうか。

この本の編集は、河出書房新社の朝田明子さんが担当してくださいました。朝田さんとは、単行本『なかのとおるの生命科学者の伝記を読む』（学研メディカル秀潤社）の文庫化である『生命科学者たちのむこうみずな日常と華麗なる研究』（河出文庫）を出版したときに次いで二度目です。本当にお世話になり、今回もとても気持ちよく仕事ができました。

『生命科学者たちの…』は、北里柴三郎や野口英世など、何人もの生命科学者の伝記の本を紹《しょう》介《かい》したものです。興味のある人はぜひ読んでみてください。あ、恥《は》ずかしながら、巻末にわたしの自伝も載《の》せてますので、それもよろしければ。

あとがきが長くなってしまいました。この本で、医学って面白いなあって思ってもらえていたらなによりです。みなさん、ここまで読んでくれて、本当にありがとうございました！

仲野　徹

著者紹介

仲野徹（なかの・とおる）

1957年大阪生まれ。大阪大学医学部卒業後、内科医から研究者になる。ヨーロッパ分子生物学研究所、京都大学などを経て、現在は、大阪大学大学院医学系研究科教授。専攻は病理学（どんなメカニズムで病気ができるかを研究する学問）。著書に『エピジェネティクス』（岩波新書）、『こわいもの知らずの病理学講義』『（あまり）病気をしない暮らし』（ともに晶文社）、『からだと病気のしくみ講義』（NHK出版）、『生命科学者たちのむこうみずな日常と華麗なる研究』（河出文庫）など。

14歳の世渡り術
WORLDLY WISDOM FOR 14 YEARS OLD

みんなに話《はな》したくなる感染症《かんせんしよう》のはなし
――14歳《さい》からのウイルス・細菌《さいきん》・免疫《めんえき》入門《にゆうもん》

2020年8月20日　初版印刷
2020年8月30日　初版発行

著　者　仲野徹

カバー・本文イラスト　やまでらわかな
ブックデザイン　高木善彦（SLOW-LIGHT）

発行者　小野寺優
発行所　株式会社河出書房新社
〒151-0051　東京都渋谷区千駄ヶ谷2-32-2
電話　(03) 3404-1201（営業）／(03) 3404-8611（編集）
http://www.kawade.co.jp/

印刷　凸版印刷株式会社
製本　加藤製本株式会社

Printed in Japan
ISBN978-4-309-61724-4